GABRIELLA POLIDORI

LO STRIZZACERVELLI A PORTATA DI MANO

Come Raggiungere Il Benessere Mentale, Capire Come Ragiona La Nostra Mente e Star Bene Con Se Stessi e Gli Altri

Titolo

"LO STRIZZACERVELLI A PORTATA DI MANO"

Autore

Gabriella Polidori

Editore

Bruno Editore

Sito internet

http://www.brunoeditore.it

Sommario

Alle mie figlie Elisabetta, Cristina e Francesca,
croce e delizia della mia vita!
A Paolo, mio affidabile compagno.
Al mio adorato nipotino Gabriel,
un dono prezioso.

Introduzione

Mi presento: sono un medico psichiatra, psicoterapeuta e molto altro ancora. Il mio mestiere è promuovere la salute mentale e dare indicazioni a chi ha bisogno di uscire dal tunnel della disperazione o, più semplicemente, ritrovare il proprio equilibrio psicofisico.

Parlo di indicazioni e non di consigli, perché i consigli sono gratuiti e si possono non prendere, mentre le indicazioni devono essere seguite e non sono gratis.

Ora qui sono il vostro strizzacervelli. Con questo libro offro le mie conoscenze terapeutiche, maturate con anni di studio e di esperienza, a chiunque desideri migliorare la propria vita, sia in termini di salute mentale sia di rapporti interpersonali, e non brancolare più nel buio dell'ignoranza.

Cito a tal proposito il passo dell'*Inferno* dantesco, dove Ulisse sprona i suoi compagni a continuare il viaggio: "Fatti non foste a viver come bruti,/ ma per seguir virtute e canoscenza".

5

Lo studio e l'esperienza mi hanno, inoltre, insegnato che la conoscenza e la consapevolezza poi sono alla base del nostro vivere sano.

Questo libro è per chi vuole fare dei cambiamenti in meglio nella propria vita, per chi non sa cosa gli stia capitando e perché, per chi si è rassegnato a una vita di malessere dopo che le ha provate tutte senza aver trovato la giusta soluzione; per chi, insomma, ama mettersi in discussione e vuole vivere in modo più sereno e consapevole.

Spero che quando arriverete alla fine della lettura possiate avere un'idea più chiara di come funziona la nostra mente, quali sono i meccanismi alla base del malessere psichico, quali sono le possibilità di cura e come orientarsi nel mare dei trattamenti che ci vengono proposti.

Tutti possono guarire. Nella mia carriera ho visto raggiungere questo obiettivo infinite volte da donne e uomini di tutte le età e con svariate problematiche più o meno gravi.

Certo, questo richiede un grande impegno e la volontà di mettersi in discussione. Amo dire ai miei pazienti che il mio desiderio è vederli camminare con le loro gambe e il giorno più bello per me è quando non hanno più bisogno del mio aiuto per affrontare e risolvere i problemi che la vita pone loro.

Mi sono chiesta come posso aiutare le persone a ritrovare la propria salute e il proprio star bene e, cosa più importante, insegnare loro a mantenerlo. Bisogna prima di tutto essere consapevoli del fatto che non è difficile raggiungere un obiettivo, quanto mantenerlo.

Ho così deciso di concentrarmi sul benessere, sulla malattia, quanto basta a fare maggiore chiarezza.

Non ho mai avuto bisogno di fare pubblicità riguardo la mia attività, è bastato il passaparola. Perché? Semplicemente perché ottengo dei risultati, e se ottieni dei risultati la voce si sparge in fretta.

Molti arrivano da me su consiglio di qualche collega che conosce il mio operato e sa che sono affidabile. Il mio approccio è olistico: miro a vedere il problema psicologico in un contesto generale e non come problema isolato dal resto dei problemi fisici che ogni paziente più o meno si porta dietro.

Pertanto, non solo "Mens sana in corpore sano", come ha detto nel I-II secolo d.C. il poeta latino Giovenale, ma anche "Corpus sanum in mente sana".

Molte persone che chiedono il mio intervento sono distanti anche centinaia di chilometri e non tutte hanno la possibilità di venire nel mio studio. Ho voluto quindi trovare un modo per fare arrivare le mie conoscenze anche a chi non ha la possibilità di usufruirne direttamente.

Così, ho raccolto in questo libro i principi e le tecniche terapeutiche che adotto con i miei pazienti, in questo modo chiunque, ovunque si trovi, potrà avere un aiuto.

C'è però una condizione: per ottenere risultati duraturi il libro non deve essere l'ultima frontiera, ma uno strumento che permetta di capire meglio e acquisire quindi quella conoscenza che consente di scegliere, magari non il meglio, ma in modo autonomo e consapevole.

Mi è stato chiesto perché a volte vada oltre i miei doveri professionali. Non è stato facile rispondere, posso solo dire che mi stanno a cuore i risultati e faccio sempre in modo che ogni persona che si affida a me possa riuscire a portare dei cambiamenti positivi nella sua vita, che sia soddisfatta di sé, sana e felice.

Vorrei inoltre che questo libro potesse servire ad acquisire una maggiore consapevolezza di quello che succede nella nostra testa e fosse uno sprone a guardarsi dentro per riuscire ad essere padroni delle proprie azioni.

Freud, nella sua introduzione alla *Psicoanalisi*, ha scritto che sono tre le mortificazioni che la scienza ha inflitto all'umanità:
"La prima è che la terra non è al centro dell'universo, la seconda è la provenienza dell'uomo dal regno animale, la terza è che non solo l'Io non è padrone in casa propria, ma sa molto poco riguardo a quello che avviene nella sua psiche. Egli non ha mai considerato la sua dimensione inconscia, perché il suo narcisismo gli ha fatto credere di essere al centro dell'universo e padrone della sua coscienza e della sua razionalità".

Sia chiaro che questo libro non può sostituire il lavoro dello specialista, ma può senz'altro aiutare coloro che soffrono sia di un disagio psicologico, sia di una malattia mentale, a non "entrare nel pallone", a non farsi prendere dal panico, ma riuscire a capire meglio cosa sta loro capitando, avere le idee più chiare sul proprio malessere e cercare, si spera, il giusto aiuto.

Darò anche delle indicazioni sulle patologie psichiatriche gravi, poco trattate nei testi divulgativi perché queste, a differenza delle patologie meno gravi, hanno un impatto talmente forte, anche sulle famiglie, da richiedere un ricovero in strutture dedicate e delegare a queste qualsiasi tipo di trattamento.

Cercherò di fare un po' di chiarezza sulle psicoterapie e sul perché a volte non funzionano, senza però inoltrarmi in spiegazioni specifiche sui vari approcci, perché tali nozioni si possono tranquillamente reperire anche con un click.

Dedicherò inoltre un capitolo alla violenza sulla donna, problema purtroppo di grande attualità e di enorme impatto emotivo.

Per ultimo, ma non per importanza, farò un excursus sul disagio giovanile, premessa, purtroppo, di una futura società malata.

Capitolo 1
La malattia mentale: ancora molta strada

"Ero una matta in mezzo ai matti. I matti erano matti nel profondo, alcuni molto intelligenti. Sono nate lì le mie più belle amicizie. I matti sono simpatici, non così i dementi, che sono tutti fuori, nel mondo. I dementi li ho incontrati dopo, quando sono uscita.".

(Alda Merini)

Ancora oggi, quando per ogni cosa si vuole il meglio della tecnologia, per il più piccolo problema di salute fisica ci si rivolge al più rinomato luminare, si va nella clinica migliore, anche pagando cifre astronomiche; troppe persone, invece, con problemi psicologici trovano grande difficoltà a cercare aiuto da esperti del settore.

La prima cosa che, per esempio, fa una persona che soffre di un qualsiasi problema di salute mentale è quella di rivolgersi a un amico il quale o le propina il farmaco che lui ha preso quando ha avuto lo stesso disturbo oppure, bene che vada, le consiglia di rivolgersi al medico curante.

In alcuni casi il consiglio è di seguire strade alternative come i percorsi spirituali, che sono ottimi per elevare lo spirito, ma non in prima istanza a risolvere problemi di pertinenza specialistica.

Se tutto questo non è risolutivo, va allora dallo psicologo, perché è più soft. È solo come ultima spiaggia, dopo averle provate tutte per anni, perfino il mago di turno, che approda dallo specialista di salute mentale: lo strizzacervelli, per l'appunto.

Non che le figure che ho appena citato non siano valide, ma a ognuno il suo mestiere. Non si può curare nessuno se prima non viene fatta la giusta diagnosi.

Per non parlare poi di coloro che tentano di trovare soluzioni su internet affidandosi al dottor Google dove, è vero, c'è sempre una risposta a ogni domanda, ma non si considera che, oltre al fatto che ognuno può scrivere la sua, se non si sa bene cosa e, soprattutto, dove cercare si rischia di avere informazioni sbagliate e fare dei danni. Tutto ciò è quanto nella mia esperienza professionale ho visto accadere molto spesso.

Perché le persone si comportano in questo modo? Semplice: per la paura di essere etichettate, perché la gente non debba dire: "Cosa? Vai dallo psichiatra? Allora sei matto!

Bisogna però sapere che questa paura nasce dal fatto che la psichiatria è una scienza giovane. Fino a nemmeno un secolo fa, la malattia mentale veniva considerata al pari della stregoneria e i malati, considerati pericolosi, venivano rinchiusi insieme ai delinquenti comuni.

In seguito sono sorti i manicomi, una specie di lager, dove i malati venivano curati con sistemi coercitivi e poco dignitosi. Solo qualche decennio fa la malattia mentale è uscita dai manicomi e le è stata riconosciuta una sua dignità.

Ma ciò non è stato sufficiente a cambiare le mentalità. La malattia mentale, sotto qualsiasi forma si presenti, fa ancora paura alla maggior parte delle persone.

Altro luogo comune delle malattie mentali o problemi psicologici che dir si voglia, è quello di non essere considerate dagli altri come vere e proprie malattie. Quando una persona sta male e si sfoga dicendo: "Mi sento giù di morale e nulla mi dà entusiasmo; ho un'ansia che non mi dà tregua; ho dei pensieri che mi perseguitano, non riesco più a dormire".

Le persone alle quali si fanno tali confidenze, in genere i familiari, rispondono o con una generalizzazione: "Beh, sai quante volte mi sono sentito così, vedrai che ti passa!". Oppure reagiscono minimizzando il problema: "Sei triste? Sorridi che ti passa! Hai pensieri che ti fanno star male? Pensa positivo!". In altri casi consigliano rimedi o peggio farmaci che magari hanno visto prendere a qualche persona di loro conoscenza: "Non riesci a dormire? Prendi queste gocce, a mio marito hanno fatto tanto bene!".

Tutto ciò può ancora funzionare se si ha la fortuna di avere disturbi lievi, ma questo può stabilirlo con certezza solo un esperto del settore, anche perché un disturbo, pure se lieve, può molte volte nascondere problemi più gravi.

Mai trascurare ciò che di insolito ci capita, soprattutto se dura più del dovuto. Infatti, la demarcazione tra benessere e stato patologico non è netta, non esiste una linea di confine tra le due condizioni, ma un continuum.

La distinzione è data semplicemente dall'intensità e dalla durata, nel senso che se un malessere dura troppo a lungo e/o è troppo intenso, allora è bene preoccuparsi, correre ai ripari e cercare aiuto dalle giuste figure professionali. Il fai-da-te in questi casi non funziona.

È pur vero che anche per chi è convinto che sia il momento di trovare l'aiuto di un professionista la scelta della persona giusta può essere davvero difficile. Anche in questo caso, oltre alla diffidenza e allo scetticismo riguardo la vera utilità, per esempio di una psicoterapia, il povero cristo si trova di fronte a una serie di interrogativi: "Da chi andare? Quanto mi costa? Sarà la persona giusta per me?".

La maggior parte delle volte chiede consiglio a un amico, a un parente o a qualcuno che ha avuto lo stesso problema, qualcuno che, come lui, non conosce nemmeno la differenza tra psicologo e psichiatra, per non parlare poi dei vari tipi di psicoterapia.

In pratica, se non ha un'indicazione ben precisa, data dal passaparola, rischia di andare a "usta", modo di dire che significa "andare a naso", tanto uno vale l'altro.

Pertanto, anche in questi casi la scelta, come dicevo prima, ricade quasi sempre sugli psicologi perché gli psichiatri curano i matti e danno farmaci e "io non sono matto" e "i farmaci no, non voglio prenderli per sempre".

Nella mia carriera ho visto più volte persone arrivare, anche dopo aver fatto anni di trattamenti, senza avere minimamente idea di cosa fosse una psicoterapia e, peggio ancora, avere la minima informazione sul farmaco che era stato loro prescritto. Questo, purtroppo, ha alimentato i luoghi comuni che impediscono poi alle persone di cercare il giusto aiuto.

Si apre uno spiraglio

A oggi, tuttavia, anche se la diffidenza è sempre presente, sta aumentando, in compenso, il fascino, la curiosità per la sfera emotiva e, di conseguenza, una maggiore sensibilizzazione al disagio psicologico da parte dei mass media con programmi dedicati.

Vedi fiction che simulano veri e propri setting terapeutici, trasmissioni di attualità dedicate, interviste a esperti del settore, un passo importante verso la conoscenza e la divulgazione di una disciplina purtroppo fino ad ora sottovalutata.

Ciò sta anche a indicare che mediamente l'attenzione dei Paesi occidentali, cosiddetti civilizzati, dà oggi un peso maggiore a questo aspetto della vita, ma nonostante il crescente interesse per questi argomenti c'è ancora, soprattutto a livello di vita comune, di mentalità diffusa, molta confusione, molti luoghi comuni da sfatare e soprattutto molti pudori e tabù.

È cresciuta l'attenzione alla terapia farmacologica così come ai nutraceutici. Per il colesterolo oltre un certo limite, per esempio, si fa addirittura la pubblicità di un determinato yogurt, per non parlare dei vari tipi di diete che spopolano soprattutto online.

Non si è ancora recepito a sufficienza che altrettanto salutare, sia per l'individuo sia per la società, è curare e migliorare l'aspetto psicologico, elemento troppo spesso trascurato perché soggettivo e molte volte sottostimato o peggio non riconosciuto.

Se solo oltre i valori ematici, come la glicemia, si potesse idealmente misurare in laboratorio con altrettanta facilità anche l'alterazione del benessere psichico, ad esempio con una felicitemia, una serenemia, allora tutti comprenderebbero molto meglio l'importanza, ad esempio, del lavoro psicoterapeutico.

Pregiudizi, luoghi comuni e miti da sfatare

Le malattie mentali sono incurabili. Questo è un luogo comune molto difficile da debellare, in quanto purtroppo solo una minoranza delle persone con disturbi mentali riceve auto, sia per mancanza di una corretta informazione ma anche a causa dei pregiudizi esistenti: un cane che si morde la coda.

Oggi, come la scienza dimostra, esistono trattamenti sia farmacologici sia psicoterapici molto efficaci tanto per i disturbi lievi quanto per quelli più gravi, come la schizofrenia, che aiutano il paziente a ridurre i sintomi, ad avere un miglioramento della qualità di vita, compresa una maggiore indipendenza e stima di sé.

Il pregiudizio dell'incurabilità è in assoluto il più dannoso in quanto toglie la speranza e la forza, qualità necessarie per poter recuperare il proprio benessere.

Le malattie mentali dipendono da una "debolezza" del carattere. Questa affermazione lascia intendere che la malattia mentale sia una colpa. La malattia mentale è un disturbo che può colpire chiunque, anche le persone "forti di carattere", questo perché a determinare la malattia concorrono soprattutto cause biologiche e ambientali.

Dai dati dell'OMS (Organizzazione Mondiale della Sanità) è emerso che una persona su quattro nel corso della sua vita è affetta da un disturbo mentale. Nonostante questa condizione interessi un quarto della popolazione, essa viene sottovalutata, vista con sospetto, se non addirittura nascosta.

La cura dura tutta la vita. Fino a poco tempo fa, si credeva che il disturbo mentale grave fosse inguaribile. Oggi, con le nuove scoperte farmacologiche e la messa a punto di psicoterapie efficaci, i malati mentali possono guarire anche se, nei momenti di vita difficili, alcuni di loro possono richiedere un supporto psico-farmacologico.

Gli psicofarmaci determinano dipendenza. Gli psicofarmaci vengono prescritti in condizioni di particolare gravità e possono dare dipendenza solo se usati in modo scorretto, come il fai-da-te: senza controllo medico, dosi troppo alte e tempi troppo lunghi, oppure quando si interrompono in modo brusco o vengono assunti insieme ad alcol e droghe.

I matti sono pericolosi. Dati statistici dimostrano che la persona malata di mente non è assolutamente più violenta delle persone cosiddette "normali"; del resto, come dico sempre, anche i delinquenti e i violenti si ammalano.

L'aggressività in queste persone esiste, ma è una reazione alla sofferenza, alla paura, alle tensioni divenute insopportabili e all'incapacità di comunicare tale sofferenza. I pregiudizi, alimentando la paura, ci precludono la possibilità di capire e ciò che non si comprende diventa pericoloso, minaccioso.

Infatti, il malato mentale ci può apparire più minaccioso proprio perché non riusciamo a capire ciò che vuol comunicare. La paura e il fastidio che proviamo ci inducono a prendere le distanze e a rifiutarci di comprendere ciò che quella persona, tanto diversa da noi, sta provando.

Se solo riuscissimo a combattere la tentazione di rinunciare a prestare attenzione a tale sofferenza, potremmo capire che quei comportamenti così strani hanno un significato ben preciso e questo ci porterebbe a superare il pregiudizio della pericolosità.

Capitolo 2
Malessere psicologico o malattia mentale?

Per prima cosa è bene fare una distinzione tra disagio o malessere psicologico e malattia mentale vera e propria.

Malessere psicologico. Si intende il male del vivere quotidiano, comune alla maggior parte delle persone, derivato da problemi più o meno gravi che tutti ci troviamo ad affrontare: perdite, lutti, delusioni, frustrazioni, eventi che possono manifestarsi a qualsiasi età, anche nei bambini. In questo caso il malessere è di natura reattiva e i sintomi sono svariati.

La maggior parte delle persone che gode di una buona stabilità psicologica, data da un vissuto privo di traumi non elaborati, riesce a superare tali eventi senza troppe difficoltà e a volte con un minimo aiuto.

Quando però subiamo dei traumi che non siamo riusciti a elaborare, che in genere ci portiamo dietro dall'infanzia e che vanno ad innescarsi su un temperamento di base debole, non siamo in grado di superare il disagio psicologico che tali problemi arrecano.

Ci tengo a precisare che in questo caso non intendo il trauma grave derivato da serie violenze fisiche e/o psicologiche, da abbandoni o deprivazioni varie che sono devastanti per chiunque e alterano in modo permanente la psiche.

Per trauma intendo tutto quello che un bambino dal punto di vista soggettivo percepisce come tale, ma non necessariamente in maniera oggettiva, nel senso che lo stesso evento può non avere lo stesso impatto su un altro soggetto.

Faccio un esempio per portare maggiore chiarezza. La morte di un gatto o di cane per alcuni bambini è fonte di grosso dispiacere che, se non adeguatamente elaborato con l'aiuto dei genitori, può rappresentare un vero e proprio trauma.

Così come la nascita di un fratellino, la separazione dei genitori, l'eccessiva autorità da parte di un genitore o di un insegnante, oppure la mancanza di affetto percepita, la mancanza di gratificazione.

Qualsiasi evento se non adeguatamente metabolizzato, viene rimosso, cioè confinato da qualche parte nei nostri meandri mentali (nell'inconscio o nel subconscio) e lì lavora e crea dei conflitti.

Tali conflitti, di cui non conosciamo l'origine, generano i sintomi che possono funzionare sia come campanelli di allarme, ma molto spesso soltanto come "quadratura del cerchio", nel senso che quando una persona ha un conflitto non risolto la sua mente preferisce focalizzarsi sul disturbo fisico.

In questo modo trova la giustificazione al proprio malessere ed è come se dicesse: "Sto male perché ho mal di stomaco" e così il problema originale in qualche modo non esiste e l'attenzione è completamente focalizzata sul disturbo fisico, che ovviamente non potrà risolversi se non viene prima risolto quello psicologico che l'ha originato.

Tale meccanismo è alla base dei disturbi psicosomatici. Il tipo di disturbo fisico è legato a quello che in ognuno di noi è il *locus minoris resistentiae,* cioè la parte di noi più vulnerabile.

Se invece i sintomi fossero visti come, appunto, campanelli di allarme di un problema più profondo e si corresse ai ripari, tutto sarebbe più semplice e molte malattie non avrebbero modo di aggravarsi.

Quello che dobbiamo capire è che noi non funzioniamo a compartimenti stagni, bensì siamo un tutt'uno, come un'orchestra che, per generare suoni sublimi, agisce in perfetta armonia e interdipendenza.

Malattia mentale. Cercherò ora di fare chiarezza su cos'è la malattia mentale o disturbo mentale. Esiste molta confusione in merito, ragione per cui chi soffre di un qualsiasi problema legato alla sfera psicologica o mentale che dir si voglia, ha paura di essere etichettato come malato mentale e di conseguenza visto come un alieno, una persona potenzialmente pericolosa.

Cerca, allora, di esorcizzare la malattia, di non definirla, se non addirittura di minimizzarla o peggio ancora di negarla.

Per prima cosa credo sia utile darne una definizione, spiegare cos'è. La malattia mentale è una condizione patologica che colpisce la sfera emotiva, comportamentale, relazionale e cognitiva di una persona in modo disadattivo, vale a dire non funzionale al suo benessere psicofisico e sufficientemente forte da rendere problematica la sua integrazione in ambito sociale, lavorativo e in altri importanti settori della sua vita, tanto da causargli un'intensa e a volte lunga sofferenza.

Il disturbo mentale non è riconducibile alla cultura di appartenenza, ma a un'alterazione dei processi psicologici, biologici e ambientali. È bene sottolineare che la mente può ammalarsi come qualsiasi altro organo e come tale essere degna di cure.

Prima di passare alla descrizione dei principali disturbi mentali è bene fare alcune precisazioni.

La psichiatria si occupa dei disturbi psichici o mentali, mentre la neurologia si occupa delle malattie organiche del sistema nervoso sia centrale sia periferico, anche se tra le due esistono delle sovrapposizioni. Io qui mi occuperò dei disturbi psichiatrici in senso stretto.

Il temine esaurimento nervoso, usato per indicare un disagio psicologico leggero e passeggero, è un termine usato solo nel linguaggio comune, pertanto privo di ogni riferimento scientifico.

Principali disturbi mentali

Esistono vari tipi di malattia mentale che va, a seconda della gravità, dal disturbo cosiddetto nevrotico al disturbo psicotico o psicosi. È importante in ogni caso valutare l'impatto che la malattia mentale ha sull'individuo, per cui la stessa malattia mentale, come ad esempio un disturbo bipolare, potrebbe essere considerata una grave malattia in una persona, ma non in un'altra.

Il disturbo mentale comprende problemi di vario genere, dai più lievi ai più importanti, sempre legati alla sfera psicologica, comprese le dipendenze. Qui di seguito quelle più comuni.

FOBIE. Sono i disturbi mentali più comuni e colpiscono l'11% delle persone, maggiormente di sesso maschile. La fobia è la paura esagerata, irrazionale e persistente nei confronti di alcuni oggetti, situazioni, persone, animali o ambienti, priva di reale pericolosità.

Esistono moltissime fobie e quelle più comuni sono per: le altezze (acrofobia), lo sporco (rupofobia), i luoghi chiusi (claustrofobia), i luoghi aperti (agorafobia) il sangue (emofobia), la paura di volare (aerofobia), gli animali (aracnofobia se si tratta di ragni), la morte (tanatofobia); quella, inoltre, di prendere l'auto e la fobia sociale.

Le persone con tale problema sono consapevoli che si tratta di una paura eccessiva e irragionevole, ma nonostante ciò il disturbo interferisce più o meno pesantemente nella loro vita lavorativa e nei legami affettivi, soprattutto a causa del comportamento di evitamento nei confronti di tutto ciò che rappresenta l'oggetto della loro paura.

Cito come esempio la fobia sociale, la cui caratteristica principale è la paura di agire di fronte agli altri in modo imbarazzante o umiliante e di ricevere giudizi negativi. Questa paura può portare chi ne soffre a evitare la maggior parte delle situazioni sociali, per la paura di comportarsi in modo sbagliato e di venir mal giudicati.

Solitamente le situazioni più temute sono quelle che implicano la necessità di dover fare qualcosa davanti ad altre persone, come ad esempio fare un discorso o anche solo firmare, telefonare o mangiare; a volte può creare ansia semplicemente entrare in una sala dove ci sono persone già sedute, oppure parlare con un proprio amico.

Cause: le fobie non hanno una sola causa, ma sono frutto di una serie di fattori associati tra loro, sia genetici sia ambientali. Ad esempio possono essere associate o conseguenti a un particolare incidente o trauma, a risposte o comportamenti appresi da un genitore o da un fratello/sorella.

Possono svilupparsi durante l'infanzia, l'adolescenza o la prima età adulta e spesso sono collegate a uno spavento o a una situazione particolarmente stressante. Tuttavia, non sono sempre chiare le cause all'origine di alcune fobie.

Come affrontarle: oltre alle varie tecniche di respirazione, ai miei pazienti faccio fare quella che noi specialisti definiamo esposizione graduale, che consiste nel portare il paziente passo dopo passo ad affrontare la sua paura.

Quello che fa una persona con una fobia è mettere in atto l'evitamento, cioè evita di fare tutto ciò che gli procura ansia o peggio attacchi di panico. Molto comune è il soggetto che non prende più la macchina per paura che gli succeda qualcosa.

In questo caso l'esposizione graduale consiste nel dire al paziente che deve iniziare a prendere le chiavi come se volesse uscire in macchina e fare in modo graduale tutti quelle azioni che normalmente si fanno quando si svolge tale compito: mettersi il soprabito, prendere le chiavi della macchina, uscire di casa, recarsi alla macchina, sedersi, mettere in moto ecc.

Non ha importanza se non riesce ad andare oltre il primo passo, cioè mettersi il soprabito, l'importante è che abbia avuto l'intenzione di farlo e abbia messo in atto almeno il primo step.

I giorni seguenti ripeterà l'esercizio e presto si renderà conto che sarà riuscito ad aggiungere un nuovo step, fino al completamento della mission. Questo perché, una volta raggiunto un obiettivo, non si torna indietro e il fatto di essere riusciti a fare un passo, fa da feedback positivo per i passi successivi.

ANSIA. Capita a tutti di provare ansia in determinate circostanze quali un esame, un colloquio di lavoro, un incontro ecc. Oppure un'ansia "libera e fluttuante" senza cioè una ragione ben precisa.

L'ansia però diventa un vero e proprio disturbo quando si protrae nel tempo e quando compare senza un apparente valido motivo.

L'ansia patologica è caratterizzata da:

- Continua ed esagerata apprensione riguardo diversi aspetti della vita quotidiana, come il lavoro, la famiglia, la salute, il denaro e la continua ruminazione che consiste in processi di pensieri negativi, ripetitivi, disfunzionali e inconcludenti.
- Apprensione di non riuscire a fare quello che si deve e come si deve.
- Tendenza a drammatizzare e ad amplificare i problemi, anche i più banali.
- Eccessiva paura per la propria salute e quella delle persone care, visione pessimistica del futuro.

All'ansia spesso si associano sintomi fisici e psicologici quali: mancanza di respiro e di energia, sensazione di peso allo stomaco, mal di testa, di schiena, muscoli tesi, aumento della sudorazione, sensazione di instabilità fisica con tremori, problemi di sonno, bisogno continuo di andare in bagno.

Tra quelli psicologici si può avere un eccessivo nervosismo, difficoltà nella concentrazione, incapacità a rilassarsi, iperattività o mancanza di voglia di fare. È un sintomo presente in quasi tutti i disturbi mentali.

Cause: diversi studi scientifici attestano che il disturbo ansioso è molto probabilmente legato a squilibri chimici e alterazioni genetiche, ma non è chiaro se sia lo stesso stato ansioso a dare squilibri chimici, magari su base genetica.

In pratica, non è chiaro se sia nato prima l'uovo o la gallina. Altri fattori che possono essere alla base di un'ansia patologica sono: alcune patologie mediche e psichiatriche, situazioni stressanti che si protraggono nel tempo, esperienze di vita negative ecc.

In ogni caso, dal punto di vista cognitivo, alla base dell'ansia c'è la paura di non poter controllare o gestire una data situazione, quella che io amo chiamare "sindrome di Dio o delirio di onnipotenza".

Una tendenza al perfezionismo che scaturisce quando ci confrontiamo con qualcosa a cui inconsciamente diamo il permesso di farci dire come dobbiamo essere, ma che allo stesso tempo non ci è congeniale.

Per dirla in altre parole: non siamo noi stessi, non rispettiamo la nostra essenza ma vogliamo apparire quello che pensiamo possa piacere agli altri, solo per avere approvazione. Tutto questo genera anche rabbia.

Ma qui entra in ballo il meccanismo di difesa più utilizzato: quello della proiezione, per cui la rabbia che proviamo verso gli atri non è altro che quella che abbiano nei nostri confronti per aver permesso a quella situazione o a qualcuno di prevaricarci.

Pertanto, dobbiamo prenderci le nostre responsabilità, riportare dentro di noi quello che gli inglesi definiscono *locus of control* (vedi più avanti), una presa di coscienza che ci dà un grande potere: quello di essere noi a decidere quali persone o quali pensieri far entrare nella nostra vita e nella nostra testa. In più, ci dà il potere di cambiare quello che vogliamo, cosa impossibile se tale cambiamento dipende da qualcuno o da qualcosa esterna a noi.

Come affrontarla: le benzodiazepine, del tipo ansiolitico, possono essere utili per ridurre stati ansiosi ma, come ogni farmaco, risolvono solo il sintomo e non le cause, per cui una volta passato l'effetto tutto torna come prima.

Purtroppo, soprattutto nel nostro Paese, se ne fa un uso eccessivo e a volte improprio che crea dipendenza fisica, psicologica e tolleranza, perciò si aumenta man mano la dose per sentirne gli effetti, cosa che può generare vere e proprie crisi di astinenza.

La cosa migliore è fare un percorso terapeutico per capire la genesi del disturbo ma soprattutto imparare ad affrontare le situazioni che creano ansia. In che modo?

Una delle cose che ho riscontrato essere di grande aiuto è l'ABC delle emozioni (vedi più avanti), strumento che aiuta a riconoscere le proprie emozioni negative, a cogliere il pensiero che le ha generate, a fare poi un esame della realtà per cambiare il pensiero disfunzionale e l'emozione, o le emozioni conseguenti.

Tale esercizio è molto importante perché tante volte a far scaturire l'ansia è il disagio che si prova a causa di una semplice variazione dello stato corporeo, come avvertire freddo o caldo, senza rendersene conto.

Se non si fa mente locale, se non si impara a decifrare ciò che ci capita e perché, facendo appunto l'esame della realtà, si pensa al peggio, si entra nel pallone e l'ansia aumenta fino all'attacco di panico.

Attacchi di panico. Intenso stato angoscioso, paralizzante, che si manifesta all'improvviso senza una ragione ben precisa. Il terrore, l'angoscia, la sensazione di morire o di impazzire e di perdere il controllo si accompagna a sintomi fisici quali difficoltà a respirare, palpitazioni, dolori al petto, sudorazione, vertigini, tremori, nausea, dissociazione (sensazione di non essere connessi con il proprio pensiero o il proprio corpo), formicolio delle mani, brividi o vampate di calore.

Ovviamente, non tutti questi sintomi possono esserci contemporaneamente. In ogni caso chi soffre di questo disturbo resta talmente traumatizzato da vivere con il terrore che tali crisi si possano ripresentare, per cui mette in atto comportamenti evitanti per la costante preoccupazione non solo di avere altri attacchi, ma che questi possano portare gravi conseguenze alla propria salute.

Pertanto, anche un singolo episodio può sfociare in un vero e proprio disturbo in quanto "la paura della paura" lo fa entrare in un circolo vizioso. La paura principale risiede nel fatto di doversi trovare, in caso di un attacco inaspettato, in situazioni imbarazzanti o dove non è possibile chiedere aiuto. La paura degli attacchi impedisce al soggetto di uscire di casa da solo, viaggiare con qualsiasi mezzo, guidare l'auto, stare in fila o in mezzo alla folla.

In pratica, la persona diventa schiava del panico condizionando tutte le persone che le sono accanto in quanto vuole essere sempre accompagnata e mai essere lasciata sola.

Questo crea una dipendenza dagli altri che la persona avverte come egodistonica (non coerente con il proprio modo di essere), con grande senso di frustrazione che può portare a una depressione reattiva.

Il primo attacco di panico si presenta in modo inaspettato, come si suol dire "a ciel sereno", per cui il soggetto spaventatissimo ricorre generalmente al Pronto Soccorso perché teme che gli attacchi stiano a indicare una malattia pericolosa per la vita, come un attacco cardiaco o una crisi epilettica.

Cause: alcuni eventi di vita stressanti possono costituire dei veri e propri fattori precipitanti. Tali eventi sono: una separazione non desiderata, la malattia o la morte di una persona cara, subire una violenza, seri problemi lavorativi e finanziari.

Come affrontarli: la cura con i farmaci, per quanto sconsigliata, si basa sull'uso di benzodiazepine e antidepressivi spesso dati in associazione, mentre evidenze scientifiche hanno dimostrato che la terapia cognitivo-comportamentale sia la più efficace per il trattamento di questo disturbo.

L'intervento è centrato sull'apprendimento di modalità di pensiero e di comportamento più funzionali per il paziente in modo da spezzare i pericolosi circoli viziosi.

In pratica, mira a modificare i pensieri catastrofici tipo: "Mi verrà un'infarto, ora svengo e non ci sarà nessuno a soccorrermi" ecc., e quei comportamenti che mantengono il disturbo, come la tendenza all'evitamento delle situazioni temute.

Inoltre, il paziente viene aiutato a non mettere in atto comportamenti protettivi, come evitare di praticare sport, non prendere un caffè, non fare una corsa, per la paura di sensazioni fisiche che lo possono spaventare.

Risultano anche molto utili le tecniche di rilassamento e quelle che mirano ad accettare e cambiare le proprie emozioni negative, come l'Accettance and Commitment Therapy (ACT).

Ipocondria. Paura costante e sproporzionata di avere una malattia sulla base di un'interpretazione in senso negativo di sensazioni o alterazioni del proprio corpo anche lievi, nonostante le rassicurazioni mediche e le evidenze cliniche.

L'ipocondriaco è continuamente preoccupato per il suo stato di salute, si vede vulnerabile, debole e incline ad ammalarsi, questo provoca uno stato di angoscia che lo induce ad avere un atteggiamento di costante vigilanza, per cui ogni sensazione corporea viene male interpretata diventando nuovo motivo di preoccupazione e di ansia che lo fa entrare in un circolo vizioso che non ha fine.

Tutto ciò può compromettere pesantemente la vita affettiva, lavorativa e sociale di chi ne è affetto. In questo disturbo, a differenza di altri disturbi più gravi, quale quello delirante, è comunque preservato l'esame della realtà.

Questo disturbo era noto già ai tempi di Ippocrate e deve la sua etimologia proprio alla medicina antica: dal greco *hypo* (sotto) *khóndria* (ipocondrio, ovvero lo spazio sotto lo sterno dove si riteneva avesse origine la depressione).

Cause: l'ipocondria è un disturbo che spesso si manifesta dopo fattori stressanti come lutti non elaborati, gravi malattie, perdite di lavoro ecc., insomma tutti quegli eventi che possono minacciare l'autostima o il senso di controllo personale. Il disagio psicologico che ne deriva viene espresso esclusivamente a livello somatico.

Come affrontarla: la psicoterapia cognitivo-comportamentale (CBT) risulta essere la più efficace perché mira ad aiutare la persona a riconoscere l'origine psicologica del proprio star male, a sviluppare gli strumenti per gestirlo e a spezzare i circoli viziosi tipici dell'ipocondria.

La terapia farmacologica dell'ipocondria, basata su antidepressivi soprattutto di ultima generazione (SSRI), è anch'essa di difficile attuazione, in quanto difficilmente la persona accetta di prendere dei farmaci senza temere che arrechino dei danni al proprio organismo.

DISTURBO OSSESSIVO-COMPULSIVO. È un disturbo caratterizzato dalla presenza di ossessioni e compulsioni. Le ossessioni sono sotto forma di pensieri, immagini o impulsi che la persona vive come egodistonici, ossia sgradevoli, intrusivi che generano disagio, ansia.

La compulsione è il comportamento ripetitivo, il rituale, oppure l'azione mentale che viene messa in atto nel tentativo di diminuire l'ansia e il disagio, una sorta di rito magico per neutralizzare le ossessioni.

Faccio alcuni esempi: calpestare solo la parte bianca delle strisce pedonali mentre si attraversa la strada; tornare innumerevoli volte indietro per controllare di aver chiuso il gas o la porta dell'abitazione o addirittura dover fare più giri dell'isolato prima di rientrare a casa ecc.

Purtroppo, le compulsioni non eliminano le ossessioni e queste con il tempo possono diventare talmente predominanti da rappresentare un vero e proprio limite nella vita sociale e lavorativa.

Dovere, ordine, controllo, perfezionismo sono le parole che descrivono chi ne è affetto. Tutto ciò porta ad avere un'ansia cronica e un alto grado di stress che peggiora i sintomi ossessivi. A questo può aggiungersi la rabbia nei confronti di sé stessi e degli altri, per non essere capiti, e la depressione in caso di fallimento.

Cause: tra le tante teorie sulle cause del disturbo, ce n'è una particolarmente suggestiva. Il disturbo ossessivo compulsivo nasce dal desiderio di controllo, dato dalla paura di perderlo.

In genere chi ne soffre ha subito nell'infanzia un eccessivo controllo da parte di genitori poco affettuosi, estremamente responsabilizzanti e rimproveranti. Così queste persone sviluppano una tendenza alla rigidità, un esagerato perfezionismo, un comportamento guidato da regole ferree e una difficoltà a delegare.

Come affrontarlo: anche per questo disturbo la terapia che si è dimostrata più efficace è la cognitivo-comportamentale, che ha come obiettivo quello di favorire nel paziente i cambiamenti utili a condurre uno stile di vita più flessibile e sereno. Per fare questo si avvale di alcune strategie:

- Riconoscere le proprie emozioni.
- Ridurre l'autocritica e i sensi di colpa.
- Alleviare il senso del dovere.
- Dedicare del tempo ad attività piacevoli e rilassanti.
- Porsi degli standard meno elevati.
- Imparare ad essere più flessibili riguardo ai principi etici e morali interiorizzati.

- Identificare e mettere in discussione le convinzioni di base su se stesso e sugli altri.
- Mettere in pratica tecniche di rilassamento.
- Esposizione graduale alle situazioni temute.

Disturbi del comportamento alimentare

I disturbi del comportamento alimentare (DCA) sono caratterizzati da un'alterazione del comportamento legato all'assunzione del cibo unita a una percezione estremamente negativa della propria immagine corporea.

Le persone che soffrono di questo disturbo hanno sensazione di fame e senso di sazietà completamente distorti, il cibo e le relative calorie assunte diventano una fonte di costante preoccupazione. La percezione del proprio corpo è alterata e il benessere personale finisce per dipendere esclusivamente dalla bilancia. Il digiuno e il costante dimagrimento diventano l'unico obiettivo di vita.

L'atto di mangiare è vissuto come un cedimento, una sconfitta, anche se nella maggior parte dei casi la fame è tale da costringere la persona a cedere a grandi abbuffate incontrollate con forti sensi di colpa che portano a liberarsi immediatamente del cibo.

41

Ecco, dunque, che il profondo disagio emotivo e psicologico viene espresso attraverso digiuni e abbuffate con condotte di eliminazione per affrontare difficoltà apparentemente irrisolvibili.

Il perfezionismo è un tratto di personalità frequentemente riscontrato nelle persone che soffrono di disturbi del comportamento alimentare. Le persone con un DCA hanno una scarsa consapevolezza di avere un problema e una paura fortissima di affrontare qualsiasi cambiamento.

La continua ricerca della magrezza, il mangiare in modo eccessivo, le diete estreme, le condotte di eliminazione come il vomito e l'uso di lassativi, non sono vissuti come un disturbo ma come un modo per tenere lontani o, peggio, risolvere i propri problemi. Questo è il motivo per cui molte persone affette da disturbi alimentari non chiedono un aiuto e lo rifiutano se viene loro proposto.

Le persone che soffrono di un disturbo del comportamento alimentare possono condizionare la vita dei partner, dei familiari e degli amici e creare forti tensioni fino a modificare notevolmente i rapporti tra i membri della famiglia. Di fronte a problemi che non si è in grado di risolvere sono frequenti sentimenti di confusione, impotenza, angoscia e rabbia.

I principali disturbi del comportamento alimentare sono l'anoressia e la bulimia.

Cause: da studi scientifici effettuati soprattutto negli ultimi anni è emerso che tali disturbi possono essere di natura genetica, psicologica e socioculturale. Per quanto non si conosca la causa specifica, è possibile individuare dei fattori di rischio che predispongono, fanno precipitare e mantengono il disturbo.

I fattori che predispongono al disturbo sono:

- Essere donna. La donna, infatti, è molto più soggetta al culto della magrezza rispetto all'uomo, anche se recentemente questo atteggiamento si sta riscontrando anche nel genere maschile.
- Un'età compresa tra i 12 e i 35 anni, anche se spesso il disturbo ha origine nell'infanzia.
- Essere in sovrappeso.
- Farsi coinvolgere dagli stereotipi di bellezza proposti continuamente dai mass media.
- Un rapporto con il cibo problematico già dall'infanzia.
- Alcune caratteristiche di personalità: ambizioni sfrenate, bisogno di rispondere sempre alle attese sociali, eseguire sempre al meglio

i compiti richiesti, dipendere dal consenso e dall'ammirazione degli altri, avere il mito della bellezza, essere esageratamente competitivi.

- Avere una famiglia in cui si dà un'importanza eccessiva al peso e alla forma del corpo o non si riserva la giusta attenzione a una corretta alimentazione.
- Avere subito abusi sessuali nell'infanzia o nell'adolescenza.
- Avere genitori che non hanno trasmesso in maniera adeguata sicurezza, fiducia in sé stessi, autostima e capacità di riconoscere le emozioni.

I fattori che possono contribuire all'insorgenza del disturbo sono:
- L'adolescenza, per le modificazioni del corpo che avvengono in questo periodo (ad esempio la prima mestruazione).
- La perdita di un familiare.
- La fine di una relazione affettiva.
- Separazione dalla famiglia di origine.
- Una malattia di una persona cara.
- Una grande delusione a scuola o al lavoro.
- L'inizio di una dieta.

Questi eventi appartengono alla vita di tutte le persone, ma quando vengono uniti ad alcune condizioni predisponenti possono dare origine a un rapporto alterato con l'alimentazione e con il proprio corpo.

Le condizioni che contribuiscono a mantenere il disturbo sono:
- Digiunare spesso.
- Procurarsi il vomito, largo uso di lassativi e diuretici, esagerata attività fisica.
- Sedentarietà.
- Non chiedere aiuto lasciando che il disturbo si cronicizzi.
- Difficoltà nelle relazioni con gli altri.
- Cure inadeguate.

Se non si interviene subito su ognuna di queste condizioni il disturbo può durare per molti anni e anche portare ad esiti infausti.

Come affrontarli: è importante innanzitutto sapere che tutte le patologie alimentari possono portare alla morte se non curate in tempo.

Il modo più efficace per affrontare tali disturbi è quello di indurre la persona che ne soffre a desiderare un cambiamento. Questo può avvenire attraverso la consapevolezza, cioè essere consci di avere un disagio.

L'approccio più efficace per il trattamento dei disturbi dell'alimentazione è quello multidisciplinare e integrato.

I disturbi dell'alimentazione sono infatti disturbi psichiatrici con importanti manifestazioni psicopatologiche e un'alta frequenza di complicanze mediche: è quindi necessaria una collaborazione tra diverse figure professionali che si occupino in modo integrato di questi diversi aspetti.

Le tappe fondamentali del trattamento nei disturbi dell'alimentazione sono ben riassunte dalle linee guida dell'APA (American Psychiatric Association).

- Diagnosticare e trattare le complicanze mediche.
- Aumentare la motivazione e la collaborazione al trattamento.
- Aumentare il peso corporeo (nell'anoressia).
- Ristabilire un'alimentazione adeguata.
- Affrontare gli aspetti sintomatologici (dieta, digiuno, vomito, abuso di lassativi, diuretici, iperattività).
- Correggere i pensieri e gli atteggiamenti patologici riguardo al cibo e al peso.

- Curare i disturbi psichiatrici associati al disturbo dell'alimentazione.

- Cercare la collaborazione e fornire sostegno e informazioni ai familiari.

- Aumentare il livello di autostima.

- Prevenire le ricadute.

Disturbo bipolare

Il disturbo bipolare o malattia maniaco-depressiva è una condizione psicopatologica con un quadro clinico che comporta non solo un'alterazione del tono dell'umore, ma anche sintomi psicomotori, cognitivi, neurovegetativi e, in rare occasioni, manifestazioni di tipo psicotico.

Nel disturbo bipolare la persona vive sbalzi di umore che vanno da uno stato depressivo a uno stato di euforia che si riflette nella vita personale e relazionale del soggetto.

Nella fase depressiva il soggetto è triste, apatico, mangia poco, soffre di insonnia, ha problemi di memoria e di concentrazione. Queste fasi possono a volte essere talmente gravi da portare a pensieri sul suicidio o atti autolesionistici.

Quando passa nella fase ipomaniacale o maniacale si sente invincibile e onnipotente, è oltremodo ottimista, iperattivo e impulsivo, disorganizzato e inconcludente, mangia e dorme poco. Quando parla passa rapidamente da un argomento all'altro, mostra aggressività se viene contraddetto, è intollerante e ha scarsa concentrazione. Può fare spese esagerate e diventare dipendente da giochi d'azzardo. Ha poca consapevolezza di malattia e una scarsa compliance alla terapia farmacologica. Questa fase dura in genere meno di quella depressiva ed è meno frequente nell'arco della vita.

Alcuni recenti studi di metanalisi (analisi dei dati provenienti da diversi studi) hanno ipotizzato un legame tra il disturbo bipolare e lo sviluppo della demenza.

Cause: le molteplici cause del disturbo bipolare comprendono fattori biologici, genetici, psicologici, neuroendocrini, ambientali, chimici ecc.

È stato dimostrato che una delle cause del disturbo è la familiarità. La presenza in famiglia di persone con questo disturbo aumenta la possibilità di svilupparlo. Anche uno squilibrio di neurotrasmettitori quali noradrenalina, serotonina e dopamina, ormoni che regolano l'umore, può far scatenare il disturbo.

Inoltre, fattori sociali ed eventi di vita avversi, come la perdita di una persona cara, la fine di un rapporto, la perdita del lavoro o eventi traumatici vissuti durante l'infanzia, possono essere cause che, se si innescano su un terreno fertile, possono portare a un disturbo bipolare, soprattutto quegli eventi stressanti che si ripetono in modo costante.

Alcuni studi hanno evidenziato che, oltre alle alterazioni genetiche, anche fattori immunologici endocrini e infiammatori contribuirebbero all'esordio dei disturbi bipolari.

Come affrontarlo: la cura del disturbo bipolare è principalmente di tipo farmacologico con stabilizzanti dell'umore e antidepressivi a cui va associato un trattamento psicoterapico, meglio di tipo cognitivo-comportamentale, che può aiutare il paziente ad avere una maggiore aderenza alla terapia farmacologica – problema molto rilevante nelle persone che soffrono di questo disturbo – motivando la persona ad assumere i farmaci.

La psicoterapia può altresì aiutare a riconoscere i prodromi, o sintomi iniziali delle due fasi, e agire di conseguenza per impedire un peggioramento degli stessi. In più, aiutare a gestire la rabbia, migliorare la comunicazione e modificare i pensieri disfunzionali.

Depressione

La depressione, definita "il male del secolo", è uno dei disturbi dell'umore più comuni e invalidanti. L'Organizzazione Mondiale della Sanità (OMS) stima che nell'ormai prossimo 2020 sarà al secondo posto come causa di disabilità dopo le malattie cardiache, prima del cancro, dell'Alzeimer e degli incidenti stradali. Se però consideriamo solo la popolazione tra i 15 e i 45 anni di entrambi i sessi, questo posto già le spetta.

È molto più diffusa nei Paesi occidentali. Secondo le ricerche, In Italia più di 7 milioni di persone ne soffrono. Colpisce entrambi i sessi ma, per il fatto che le donne hanno una maggiore tendenza a chiedere aiuto, nelle statistiche risulta che si ammalino di più.

Nonostante sia così diffusa, solo un terzo richiede cure adeguate a causa di una non completa conoscenza della patologia, e questo porta ad avere grande difficoltà a riconoscerne i sintomi.

Va distinta dalla demoralizzazione, calo d'umore passeggero in cui ci sentiamo tristi, maggiormente irritabili e un po' depressi. La depressione invece è un disturbo molto grave che altera il livello di funzionamento e dura più a lungo.

La depressione è caratterizzata dai seguenti sintomi:

- Marcata anedonia, ossia l'incapacità a provare piacere o interesse per le normali attività solitamente gratificanti, quali mangiare, dormire, fare sesso, socializzare.
- Perdita o aumento di peso e dell'appetito.
- Insonnia e difficoltà ad alzarsi al mattino per affrontare la giornata.
- Mancanza di energia ed eccessivo affaticamento durante le normali attività quotidiane.
- Autosvalutazione o sensi di colpa inappropriati.
- Difficoltà a concentrarsi e a prendere qualsiasi decisione.
- Alterazione del funzionamento lavorativo.
- Pensieri ricorrenti di morte e idee di suicidio fino al tentato suicidio.

Spesso le persone che soffrono di depressione hanno la sensazione di essere giunte "al capolinea", al "punto di non ritorno". Nulla sembra avere significato, gli ostacoli appaiono insormontabili e vi è una sempre più marcata tendenza all'isolamento.

Tutto viene visto in modo distorto, difficile da affrontare, anche alzarsi dal letto al mattino o fare una doccia. Negli adolescenti, spesso subentrano anche l'anoressia e la bulimia.

Molte persone, che soffrono di altri disturbi sia psicologici sia fisici, si deprimono per il fatto di sentirsi malati. È il caso di malati di diabete, invalidi, sieropositivi per HIV, cardiopatici e malati terminali. In questi casi la depressione può avere ripercussioni negative sul sistema immunitario e sulla qualità di vita, tanto da aggravare la malattia stessa.

Cause: la ricerca scientifica ha portato alla luce due principali cause in grado di aumentare la vulnerabilità e scatenare il disturbo: le esperienze negative (specie quelle infantili) e la predisposizione genetica verso la malattia.

Alcune ricerche dimostrano che la depressione può essere ereditaria. I figli di genitori depressi potrebbero essere più a rischio di depressione.

La bella notizia è che non necessariamente tale vulnerabilità biologica e psicologica può portare alla malattia. Affinché questo avvenga, deve esserci un fattore scatenante, un evento stressante che turba la nostra vita e non viene accettato.

Gli eventi stressanti sono:
• Malattie fisiche.

- Separazioni coniugali.

- Difficoltà nei rapporti familiari.

- Gravi conflitti e/o incomprensioni con altre persone.

- Cambiamenti importanti di ruolo, di casa, di lavoro.

- Licenziamenti.

- Fallimenti lavorativi o economici.

- Essere vittime di un reato o di un abuso anche in età infantile.

- Perdita di una persona cara.

- Rottura di matrimonio o fidanzamento.

- Problemi con la giustizia.

- Bocciature a scuola.

Come affrontarla: anche in questo caso la terapia cognitivo-comportamentale si è dimostrata molto efficace, associata a farmaci antidepressivi nei casi il cui la gravità inibisce pesantemente la vita lavorativa, affettiva e sociale.

Nel percorso terapeutico, la persona viene aiutata a valutare e a correggere le distorsioni cognitive attraverso cui il soggetto interpreta gli eventi passati, presenti o futuri, a migliorare la valutazione di se stesso e della sua vita, a individuare e modificare tutte le convinzioni errate che concorrono a sviluppare, a mantenere e aggravare la sofferenza emotiva.

Insieme all'aspetto cognitivo si punta anche al comportamento quotidiano del paziente, per apportare in modo graduale specifici cambiamenti rispetto all'isolamento e all'inerzia tipica del disturbo.

Il cambiamento dei comportamenti fa da feedback positivo in grado di modificare i propri schemi cognitivi relativi ai pensieri, alla visione di sé e delle proprie capacità, della vita attuale e del futuro.

In terapia è molto utile l'uso della metafora, è uno strumento che serve al terapeuta per far capire meglio al paziente determinati concetti o per sbloccare situazioni nelle quali il paziente si è "impantanato" e incoraggiarlo al cambiamento.

Tipico esempio è quello della persona che crede di non poter guarire e se ne fa una colpa. La semplice metafora della montagna da scalare può essere molto utile. Innanzitutto, si dice al paziente che chiunque ha la pretesa di scalare una montagna con un solo salto, non solo non ci riuscirà mai, ma quello che otterrà sarà solo una grande frustrazione.

Se invece con molta pazienza e devozione si mette a scalare un po' alla volta, alla fine, secondo i suoi tempi e magari con molta fatica, sicuramente riuscirà nell'intento.

L'utilizzo della metafora è anche questa un'arte che richiede destrezza e creatività, e quando possibile deve essere fatta alla portata del paziente, nel senso che le analogie devono essere fatte con ciò con cui il paziente ha maggiore dimestichezza.

Se per esempio una persona è appassionata di calcio, le metafore riguarderanno quell'argomento, e questo rende il messaggio che si vuole dare molto più efficace.

Siamo sicuri che sia proprio depressione?

La depressione, come abbiamo visto, può avere moltissime cause ma alcune volte può dipendere da squilibri di natura organica.

Il mio metodo di approccio al paziente è olistico, nel senso che inquadro il problema che il paziente presenta in una cornice più vasta.

E qui ritorniamo al discorso che non siamo fatti a compartimenti stagni, ma tutto in noi è interconnesso. Ragione per cui faccio eseguire una serie di esami ematici per escludere eventuali patologie di natura organica che possono dare una sintomatologia depressiva, soprattutto nei casi in cui nulla ha funzionato.

È importante sottolineare che anche quando le cause sono di natura psicologica, lo stress che ne deriva, se protratto nel tempo, può portare il nostro organismo a non reagire adeguatamente soprattutto se siamo in presenza di carenze o squilibri di vario genere: dalla semplice carenza di liquidi (bere poco) a un'alterazione della funzione tiroidea. Faccio degli esempi:

Disidratazione. Quando beviamo poco il nostro corpo riceve meno acqua di quella necessaria (il nostro corpo è composto per più del 70% di acqua), questo mette in allarme il nostro sistema limbico che regola le emozioni.

Ciò dal punto di vista fisiologico è spiegato dal fatto che il triptofano, precursore della serotonina, un neurotrasmettitore del buonumore, ha bisogno di acqua per essere veicolato al cervello. Una persona di peso medio deve berne almeno un litro e mezzo al giorno.

Cattiva alimentazione. Noi siamo quello che mangiamo, per cui i cibi hanno un ruolo fondamentale per il nostro benessere psicofisico. Non ci rendiamo conto che il cibo che mangiamo va a costituire tutti i tessuti di cui è fatto il nostro organismo.

Cosa succede allora al nostro corpo se ci nutriamo con cibo non sano? Semplicemente si ammala. Questo potrebbe spiegare il diffondersi di molte malattie, anche se la vita media è aumentata.

Ippocrate diceva: "Fa che il cibo sia la tua medicina e che la medicina il tuo cibo". Ma il concetto cibo sano = salute non entra nel nostro modo di vivere moderno, perché stravolge le nostre abitudini, modifica i nostri ritmi frenetici.

È più semplice e richiede meno tempo mangiare un panino con hamburger piuttosto che cucinare del cibo sano. Il cibo ci fornisce tutte quelle sostanze – carboidrati, proteine, grassi, vitamine, sali minerali – che servono al nostro organismo per i processi di mantenimento, di rigenerazione e di difesa.

Il nostro corpo sa benissimo come risolvere tutti i problemi, sa difendersi alla perfezione, dobbiamo solo metterlo in grado di farlo, fornendogli quello di cui ha bisogno.

Le persone che mangiano regolarmente i cosiddetti "cibi spazzatura", come dolci, fritti, carni lavorate, cereali raffinati e prodotti lattiero-caseari ad alto contenuto di grassi, avvelenano il loro cervello e hanno il 58% in più di probabilità di ammalarsi di depressione. In un doppio hamburger o in un bombolone alla crema non troveremo certo quegli elementi che permettono al nostro corpo di funzionare bene.

Questo non vuol dire eliminarli completamente dalla dieta, ma come disse Paracelso "Dosis sola facit ut venenum not fit", ovvero è la dose che fa il veleno.

Mancanza di sali minerali. Prendiamo ad esempio il magnesio, il secondo elemento, dopo il potassio, più presente nelle nostre cellule, utilizzato per numerosissime reazioni enzimatiche e funzioni metaboliche.

Circa l'80% delle persone ne è carente, e bassi livelli di questo minerale possono causare depressione in quanto il magnesio, tra le altre miriadi di funzioni, aiuta a proteggere dagli effetti negativi dello stress e a favorire la salute psicologica.

Vitamine. Quelle del gruppo B, che regolano molti processi metabolici e le vitamine E e C, due antiossidanti che proteggono le cellule dall'invecchiamento precoce e che, se non introdotti a sufficienza, non riescono a contrastare gli effetti nocivi delle tossine derivate dalla plastica e dei pesticidi di cui è contaminato il cibo che mangiamo.

Questi inquinanti fanno aumentare il rischio di ammalarsi di diabete, di malattie cardiovascolari e di infiammazione, malattie che a loro volta fanno aumentare la probabilità di ammalarsi di depressione.

Colesterolo. Un basso livello di colesterolo buono (HDL) si riscontra in molti casi di depressione. Il motivo per cui questa molecola è così importante per l'umore sta nel fatto che essa è coinvolta nella produzione di tutti gli ormoni steroidei, compresi quelli che permettono al cervello di far funzionare bene i recettori della serotonina.

Uno studio scientifico ha messo in evidenza l'importanza di questa frazione di colesterolo per la sua relazione con l'umore, tanto da poter essere usato come marker per la depressione grave e il rischio di suicidio. Le statine, che generalmente vengono date per abbassare il colesterolo, interferiscono in maniera negativa sulla struttura e sul funzionamento dei recettori per la serotonina e riducono gli acidi grassi polinsaturi del cervello.

Alcune ricerche indicano che bassi livelli di colesterolo totale in donne che hanno appena partorito sono associati alla depressione post partum.

Calcio, proteine ed elettroliti. Tali sostanze contribuiscono al funzionamento di organi quali i polmoni, i reni, il fegato, per cui bassi livelli delle stesse possono provocare sintomi che favoriscono l'insorgenza di una depressione.

Omocisteina. I suoi livelli aumentano con l'età. Alti livelli di questo aminoacido riducono la S-adenosil metionina (SAMe), composto implicato nella produzione di neurotrasmettitori.

Alcuni studi hanno evidenziato una forte correlazione tra alti livelli di omocisteina e danni ai vasi sanguigni con conseguenti patologie cardiovascolari, arteriosclerosi e disturbi depressivi.

Alti livelli di Proteina C Reattiva (PCR). Ma cos'è la PCR? È una proteina prodotta dal nostro fegato il cui aumento nel sangue significa che il nostro sistema immunitario sta cercando di combattere un'infiammazione in corso.

Un recente studio danese pubblicato su una prestigiosa rivista internazionale ha messo in evidenza il ruolo della PCR in alcune patologie psichiatriche, tanto da poter essere considerata un marker diagnostico non solo per depressione, ma anche per schizofrenia e disturbo bipolare.

Inoltre, alti livelli di infiammazione potrebbero contribuire alla resistenza al trattamento.

Il DHEA (deidroepiandrosterone) e DHEA-S (seidroepiandrosterone-solfato). Bassi livelli di queste due molecole, prodotte dalle ghiandole surrenali, secondo alcuni studi risultano associati a una marcata depressione, in quanto protegge dall'azione negativa del cortisolo che si innalza in condizioni di stress.

Tali molecole impediscono inoltre che gli ormoni dello stress vadano a influire negativamente sul tessuto nervoso dell'ippocampo.

Pertanto, sia lo stress sia l'età portano a una diminuzione nel nostro organismo di questi ormoni.

Come dimostrato da uno studio scientifico pubblicato da una prestigiosa rivista americana, un'integrazione di DHEA in caso di carenza oltre ad avere effetti positivi sul cervello, agisce direttamente come antidepressivo, soprattutto quando la depressione insorge in età avanzata.

Anemia. Significa avere globuli rossi ed emoglobina bassi e ciò può dipendere da carenza di ferro. I globuli rossi trasportano l'ossigeno a tutti i nostri organi e apparati per mantenere un'energia costante e un umore stabile. Bassi livelli di globuli rossi possono, pertanto, portare stanchezza cronica e depressione.

Avere livelli normali di ferro nel nostro sangue è molto importante, in quanto il ferro contribuisce al trasporto dell'ossigeno. Pertanto, bassi livelli di ferro non riescono a trasportare sufficiente ossigeno anche se il numero dei globuli rossi è normale e possono provocare stanchezza cronica, crollo del desiderio sessuale, tutti sintomi che possono essere confusi con un disturbo depressivo.

Vitamina D. È luogo comune associare la vitamina D solo alla salute delle ossa perché è importante per l'assorbimento di calcio, mentre non tutti sanno che essa ha una grande influenza anche sull'umore.

Infatti, bassi livelli di questa vitamina sono associati a depressione. Alcuni ricercatori irlandesi hanno trovato una stretta correlazione tra vitamina D e sviluppo di depressione in età avanzata con un rischio di ammalarsi di tale disturbo, in caso di carenza, superiore al 75%.

È così importante perché attiva i geni che regolano il sistema immunitario e rilascia i neurotrasmettitori come dopamina e serotonina, contribuisce a produrre testosterone, l'ormone tiroideo e un fattore di crescita delle cellule nervose che aiuta il tessuto nervoso a crescere e ripararsi.

Inoltre, è importante per l'ipotalamo, responsabile di controllare il funzionamento del sistema nervoso degli ormoni e del sistema ipotalamo-ipofisi-surrene che regola lo stress.

Alcuni ricercatori hanno scoperto dei ricettori per la vitamina D su tutta una serie di cellule situate nel cervello, nelle stesse regioni connesse alla depressione.

Funzionalità tiroidea. Cos'è la tiroide? Se ne sente parlare spesso ma senza conoscerne le funzioni, tanto che si fa attenzione a questa ghiandola solo quando non funziona come dovrebbe. È piccola ma importante perché regola il nostro metabolismo, cioè la produzione di energia e quindi molte altre funzioni quali respiro, battito cardiaco, digestione e temperatura corporea.

Tutto ciò avviene grazie agli ormoni che essa produce (T3 e T4) che, se aumentano accelerano tutte le funzioni suddette, mentre le rallentano se diminuiscono. Tra i vari disturbi che queste alterazioni possono provocare c'è quello depressivo.

Il primo studioso a fare una correlazione tra la funzionalità tiroidea e i disturbi dell'umore fu il medico inglese Caleb Parry nel 1825. Altri studi condotti fino a oggi non solo hanno confermato questa correlazione, ma hanno pure dimostrato che l'ipotiroidismo è associato a depressione, mentre l'ipertiroidismo, oltre alla depressione, anche ad altre alterazioni psichiche quali ansia, irritabilità, instabilità emotiva e disturbi della concentrazione.

Oltre al T3 e T4 occorre tenere sotto controllo anche il TSH (Thyroid Stimulating Hormone), ormone prodotto dall'ipofisi che controlla la produzione del T3 e T4 prodotti dalla tiroide.

Carnitina. È un derivato aminoacidico che trasforma il grasso in energia e può avere effetto sull'umore in quanto funziona da antiossidante e antinfiammatorio. Alcuni ricercatori della Rockefeller Università di New York hanno scoperto che le persone che soffrono di depressione hanno bassi livelli nel sangue di questa molecola, fornendo nuovi orizzonti per la cura della suddetta patologia.

Anche altre ricerche hanno confermato questi dati constatando che pazienti con disturbo depressivo mostrano nel sangue livelli più bassi di acetil-L-carnitina.

Acido folico. Noto anche come Vitamina B9 è contenuto nelle verdure verdi a foglia. Anche la carenza di questa vitamina può essere la causa di diversi disturbi psichiatrici in quanto implicati nella produzione della serotonina, della dopamina, della adrenalina e noradrenalina e delle prostaglandine che favoriscono tutte il senso di benessere. Inoltre, la sua carenza può essere causa di anemia. Pertanto nel caso di attacchi di panico, depressione e ansia è bene controllare i livelli ematici di questa vitamina.

Vi sono comunque persone che hanno una mutazione genetica della MTHFR (metilentetraidorofolatoreduttasi) che si traduce in ridotta capacità di trasformare l'acido folico e renderlo fruibile dal nostro corpo.

Ma anche altri fattori possono contribuire a determinare una carenza di folati: alcolismo, cattiva alimentazione, farmaci antiepilettici e pillole anticoncezionali.

Vitamina B12. È fondamentale per la formazione dei globuli rossi e il buon funzionamento del sistema nervoso in quanto contribuisce alla sintesi della serotonina, il più importante neurotrasmettitore antidepressivo, nonché a tenere bassi i livelli di Omocisteina che, come abbiano visto, se presente in qualità elevate aumenta il rischio di depressione.

Uno studio finlandese ha messo in evidenza la relazione tra carenza di vitamina B12 e depressione nei pazienti anziani, mentre un altro pubblicato sull'*Open Neurology Journal* ha sottolineato l'importanza di questa vitamina quale supplemento nel disturbo depressivo maggiore, soprattutto in caso di un'alimentazione vegana.

Gruppo sanguigno AB0. Quando si parla di gruppo sanguigno si pensa quasi esclusivamente al suo impiego nella terapia trasfusionale, ma poche persone sono a conoscenza del fatto che il gruppo sanguigno influenza notevolmente la nostra salute in senso negativo o positivo in relazione ad alcuni alimenti anche sani che noi mangiamo normalmente, che possono rivelarsi infiammatori o contribuire a riparare il nostro corpo.

Il dottor Peter D'Adamo ha studiato per lungo tempo l'argomento, chiarendo l'importanza delle connessioni tra alimenti e gruppi sanguigni. Ha messo a punto una dieta rivoluzionaria che ha pubblicato nei suoi libri e che ha funzionato nei casi in cui altri metodi dietetici non avevano avuto efficacia.

Disturbi vascolari. Nei Paesi occidentali, a causa di un'alimentazione ipercalorica e ricca di grassi saturi, è sempre più diffusa la presenza di placche, fino a veri e propri restringimenti (stenosi), delle carotidi che sono le principali arterie che portano il sangue al cervello. Una depressione, specie se insorge in età avanzata, può far sospettare un disturbo di circolazione cerebrale. In questo caso, un semplice ecodoppler potrà dirimere l'eventuale dubbio.

Disturbo post-traumatico da stress

È un disturbo d'ansia che insorge, anche a distanza di mesi, in coloro che hanno vissuto o assistito a un evento traumatico, catastrofico o violento che ha implicato gravi lesioni, morte, minaccia di morte o della propria integrità o dei propri cari.

L'evento viene rivissuto in modo persistente e ricorrente con intensa paura, sentimenti di orrore e impotenza. A questo possono associarsi incubi notturni, disagio intenso verso tutto ciò che può in qualche modo ricordare l'evento traumatico e suo evitamento, irritabilità e scoppi d'ira, difficoltà di concentrazione, continuo stato di allarme, difficoltà ad addormentarsi e continui risvegli notturni.

Classico esempio, di cui la cinematografia ha fatto grande uso, è quello dei veterani americani reduci dalla guerra del Vietnam, quasi tutti affetti da gravi turbe psichiche al loro ritorno.

Come affrontarlo: la terapia cognitivo-comportamentale è anche in questo caso risultata essere la più idonea in quanto si è dimostrata ampiamente efficace per aiutare il paziente ad assimilare il trauma fino alla scomparsa dei sintomi.

Si avvale di svariate strategie quali:

- Identificare pensieri automatici legati all'evento traumatico, che spesso sono fugaci e intrusivi, dando spiegazioni alternative più concrete e maggiormente aderenti alla realtà.

- Individuare e controllare le convinzioni negative riconoscendo gli errori di logica contenuti nelle convinzioni.

- Sdrammatizzare e normalizzare i contenuti di pensiero, cioè trovare delle alternative di pensiero in relazione all'evento traumatico.

- Individuare comportamenti più idonei e funzionali al proprio benessere.

- Ridurre le situazioni di evitamento attraverso l'esposizione graduale ai ricordi dolorosi che consiste, in questo caso, nel far rivivere nell'immaginazione l'evento traumatico e di raccontarlo al terapeuta. Questo permette al paziente di dare un nome e valutare, in modo controllato e assistito, l'oggetto della sua paura al fine di ridurre l'ansia anticipatoria e il conseguente evitamento delle situazioni temute.

- Tecniche di rilassamento e respirazione diaframmatica per ridurre la tensione e lo stress.

In caso di gravi livelli di ansia, terrore e disperazione accompagnati da insonnia è utile associare alla psicoterapia un trattamento farmacologico, come gli SSRI (Antidepressivi Inibitori Selettivi della Ricaptazione della Serotonina, in particolare paroxetina e sertralina), utili per attenuare l'intensità dei sintomi e potenziare l'azione psicoterapica.

Disturbi del sonno

Quando si parla di disturbi del sonno si pensa subito all'insonnia e a chi dorme poco e male, ma c'è anche chi dorme troppo perché affetto da ipersonnia e chi soffre di apnee notturne come nella sindrome delle apnee morfeiche, tanto per citarne alcune.

È importante precisare che per dormire bene e sentirsi riposati non c'è bisogno di un numero fisso di ore. Per la maggior parte delle persone, per star bene e non lamentare eccessiva sonnolenza diurna o sensazione di spossatezza, è sufficiente dormire dalle 7 alle 8 ore a notte, per altri sono necessarie 10 ore e per altri ancora sono sufficienti 5 o 6 ore di sonno.

Qui parlerò soltanto dell'insonnia e dei disturbi del sonno in senso limitativo.

Bisogna innanzitutto dire che l'insonnia non è una malattia, ma sintomo di altre patologie di natura fisica come malattie sistemiche, disturbi della tiroide, problemi cardiaci o ipertensione arteriosa, dolore cronico, oppure problematiche come la sindrome delle gambe senza riposo, ovvero un'intensa irrequietezza alle gambe che impedisce al paziente di prendere sonno. Anche problemi di natura psicologica come l'ansia e la depressione possono dare insonnia.

Ugualmente il caffè, l'alcool, la nicotina, i cibi pesanti e l'attività sportiva nelle 3-4 ore prima di andare a dormire, l'esposizione eccessiva a schermi luminosi (computer, tv ecc.) possono dare disturbi del sonno.

L'insonnia è un problema che in Italia affligge circa 15-20% della popolazione (circa 12 milioni di persone), percentuale che si raddoppia se consideriamo le persone con più di 65 anni. C'è però molta difficoltà a riconoscere il problema che è alla base del disturbo che viene pertanto percepito come primario.

La mancanza di sonno può avere molte ripercussioni sulle funzioni fisiologiche, in quanto provoca stanchezza cronica, diminuzione dell'attenzione e della concentrazione, facile irritabilità, eccessiva sonnolenza durante il giorno e, se prolungata nel tempo, può avere effetti dannosi sulla salute e pregiudicare in modo significativo la qualità di vita.

Come affrontarli: la prima cosa da fare è capire qual è la causa del disturbo e come curarla. Poi, prima di passare a una terapia farma-cologica, attenersi ad alcune regole per un buon riposo notturno:

• Dormire dalle 7 alle 8 ore, tranne eccezioni.
• Andare a dormire e svegliarsi sempre alla stessa ora, se possibile, anche nel fine settimana.
• Nella camera da letto evitare di stare al computer o simili, guardare la televisione o di mangiare a letto.
• Ridurre il consumo di nicotina, caffeina e alcool nell'arco della giornata, ma soprattutto la sera.
• Fare regolare esercizio fisico, ma non nelle 3-4 ore prima di andare a dormire.
• Esporsi con regolarità al sole, nei mesi freddi almeno viso, gambe e braccia, perché ciò favorisce il corretto ritmo circadiano sonno-veglia.

Nel caso tali indicazioni non risolvano il problema sarà opportuno ricorrere a terapie farmacologiche, a cominciare dalla melatonina per poi passare, nel caso il problema persista, agli ipnoinducenti, un tipo di benzodiazepine che favorisce la comparsa del sonno.

Ci sono persone che fanno fatica ad addormentarsi ma che poi dormono regolarmente; altre, invece, si svegliano in continuazione perché hanno difficoltà a mantenere un sonno costante e prolungato, altre poi si svegliano precocemente.

Quando il problema può essere legato a un disturbo depressivo, si ha la tendenza a svegliarsi molto presto e a non riprendere più sonno a causa della ruminazione, in questo caso al posto degli ipnoinducenti è consigliabile ricorrere agli antidepressivi e a una psicoterapia per risolvere il problema principale.

Nel caso in cui il problema, nonostante tutti i suggerimenti di cui sopra, non venga risolto, sarà opportuno rivolgersi a un centro di medicina del sonno dove, attraverso la Polisonnografia (EEG, tono muscolare, movimenti oculari, frequenza cardiaca ecc.) viene fatta una valutazione sia qualitativa sia quantitativa del sonno.

Disturbi della sfera sessuale

Oggi, come non mai, gli argomenti disinibiti sul sesso che i mass media ci propongono hanno raggiunto livelli che rasentano la saturazione in contrasto, paradossalmente, ai tabù che impediscono di parlare delle esperienze personali intime.

Quando raramente questa apertura avviene, tali esperienze vengono manipolate per non discostarsi da stereotipi idealizzati e non essere etichettati. È ovvio che tale comportamento incide non poco sulla possibilità di risolvere i disturbi sessuali stessi.

La sessualità rappresenta una parte molto importante della vita di ogni individuo, tanto che l'Organizzazione Mondiale della Sanità dichiara: "La salute sessuale è l'integrazione degli aspetti somatici, affettivi, intellettuali e sociali dell'essere sessuato, compiuta in maniera tale da essere positivamente arricchente e da esaltare la personalità umana, la comunicazione e l'amore".

Coelho sostiene che "il sesso è l'arte di controllare la mancanza di controllo", mentre Sant'Agostino ci ricorda che "nessuno può vivere senza piacere", tanto che quando la sfera sessuale non funziona può generare risentimento e avere profonde ripercussioni sulla psicologia dell'individuo (depressione, ansia, fobie, disturbi dell'alimentazione) e diventare causa, oltre che di separazione e divorzi, anche, molto spesso, di comportamenti violenti.

Da un'indagine effettuata in Italia nel 2014 è risultato che più di 16 milioni di italiani riferiscono problemi sessuali.

Per disturbo sessuale si intende uno o più problemi che non consentono di raggiungere il piacere, scopo principale del rapporto sessuale. I disturbi in questa sfera si riflettono negativamente sul proprio assetto psicologico e sulle relazioni interpersonali.

Alcuni disturbi sessuali possono essere di natura organica in quanto dipendono da malattie di pertinenza medica ma, anche in questo caso, non è escluso che possano innescarsi problemi a livello psicologico tanto da richiedere una collaborazione tra le varie figure professionali.

Altri, i più diffusi, sono di natura esclusivamente psicologica e coinvolgono il funzionamento cognitivo (pensieri, immagini, ragionamenti ecc.) emotivo e comportamentale.

Mezzo secolo fa alcuni ricercatori, W. Masters e V. Johnson, furono i primi a "portare la scienza in camera da letto" e con i loro studi su eterosessuali, omosessuali, individui e coppie, oltre a sfatare falsi miti riguardo al comportamento sessuale diviso per genere, età e orientamento, furono i primi a identificare le fasi della risposta sessuale, tutte necessarie per un buon soddisfacimento.

La prima fase è quella del desiderio o dell'aspettativa, purtroppo spesso ignorata, la fase dell'eccitazione e quella orgasmica. Ognuna di queste fasi è correlata a uno o più disturbi.

Alla prima fase, quella del desiderio, possono associarsi tre disturbi. Un basso desiderio che comporta indifferenza o una mancanza di desiderio spontaneo verso l'attività sessuale, quindi non particolarmente gratificante.

Nell'avversione verso il sesso la persona non desidera avere esperienze sessuali in quanto queste gli procurano solo emozioni negative. Quando il desiderio è eccessivo il problema non è prettamente sessuale, di solito si tratta di un disturbo d'ansia, per cui il rapporto sessuale non è finalizzato a ottenere piacere ma principalmente a ridurre il livello d'ansia.

Alla seconda fase, quella dell'eccitazione, si associano nell'uomo il disturbo della funzione erettile o impotenza, nella donna quello della frigidità.

I disturbi associati alla terza fase, quella orgasmica, sono anche qui diversi tra l'uomo e la donna. L'uomo può avere tre generi di disturbi legati all'eiaculazione (precoce, ritardata e impossibile).

Nella donna il disturbo più frequente è la mancanza di orgasmo. Ovviamente c'è da prendere in considerazione che tali disturbi possono a volte dipendere dalle varie situazioni, nel senso che possono manifestarsi solo con determinati partner o in certi periodi della vita.

Oltre ai disturbi sessuali femminili associati alle varie fasi del rapporto, abbiamo anche le fobie sessuali che consistono in una paura incontrollata del rapporto e nel conseguente evitamento.

Parliamo del vaginismo, dove la forte componente ansiosa fa sì che i muscoli dell'ostio vaginale diventino molto resistenti, e del rapporto sessuale doloroso (dispareunia) conseguente a una patologia organica e/o psicologica.

Altri tipi di disturbi legati al sesso riguardano il senso di inadeguatezza del proprio aspetto fisico, come ad esempio la misura e la forma dei propri organi, tanto da incidere oltre che sulla prestazione anche sulla relazione stessa.

L'identità sessuale è un altro disturbo che crea molto disagio. Non parliamo certamente di omosessualità, come fino a poco tempo fa si pensava, che è il proprio orientamento sessuale, ma del forte disagio per la mancata coincidenza tra il proprio sesso anatomico e l'intenso desiderio di appartenere invece al sesso opposto.

Tale disagio inizia in genere nella fanciullezza, e quando si trasforma in intenso malessere e ossessivo desiderio di cambiare sesso si può allora parlare di transgender.

Altri disturbi negli adulti possono essere quelli del travestimento e delle parafilie. Queste ultime possono essere definite deviazioni sessuali e consistono nell'avere ricorrenti e intensi impulsi, fantasie bizzarre e comportamenti insoliti, indispensabili per la propria eccitazione.

Le fantasie e i rituali possono riguardare oggetti di ogni genere, animali o il provocare dolore a sé stessi e/o al proprio partner (rapporti sadomaso).

Un tipo di sadismo sessuale, purtroppo molto frequente e sottostimato, può essere lo stupro, in quanto alcuni stupratori si eccitano per il dolore che provocano alle loro vittime, altri nel costringere la vittima al rapporto sessuale.

I comportamenti insoliti riguardano l'esibizionismo, il feticismo, la pedofilia, il frotteurismo e il voyeurismo, il sesso online, la pornografia e i partner sessuali multipli.

Questi ultimi disturbi possono essere considerati alla stregua delle dipendenze in quanto, come queste, hanno in comune: la perdita o l'incapacità di controllo, la perseveranza del comportamento nonostante le conseguenze negative, la preoccupazione o meglio l'ossessione eccessiva e pervasiva riguardo l'interruzione o la continuazione del comportamento.

Come tutte le altre dipendenze, tali disturbi rappresentano un modo del tutto transitorio per fronteggiare gli eventi di vita negativi, che gli inglesi definiscono coping e alleviare la sofferenza che ne deriva.

Purtroppo, dato il carattere temporaneo di questo tipo di strategia, quello che resta sono emozioni negative quali rabbia, senso di colpa, vergogna e tristezza e questo fa avvertire la necessità di trovare un diversivo attraverso i comportamenti sessuali, facendo entrare il soggetto in un circolo vizioso senza fine.

Cause: le cause di questi disturbi possono essere di natura organica, assunzione o abuso di farmaci, alterazioni ormonali, specifiche malattie fisiche. Tra le cause psicologiche troviamo:

• Eccessivo stress.
• Disturbi dell'umore e bassa autostima.
• Ossessioni legate al sesso.
• Ansia.
• Ansia da prestazione.
• Paura del rifiuto.
• Senso di colpa legato al comportamento problematico.
• Incapacità ad abbandonarsi al piacere.

Come affrontarli: al fine di comprendere la complessità delle problematiche che tale disturbo comporta, è necessario un approccio integrato tra figure professionali quali l'andrologo, il sessuologo, l'urologo e lo psicoterapeuta.

Per quanto riguarda i problemi legati alla dipendenza sessuale, la terapia cognitivo-comportamentale è tra quelle più efficaci. Le tecniche usate in questo tipo di approccio hanno lo scopo di aiutare i pazienti ad apprendere nuovi modi per controllare i comportamenti sessuali compulsivi.

Quelle più utilizzate aiutano il paziente a:

- Capire come il suo disturbo possa collegarsi a eventi e fattori problematici della sua vita.

- Indagare sulle convinzioni di base che portano a credere che l'uso del sesso possa alleviare le proprie sofferenze.

- Mettere in discussione le distorsioni cognitive che attribuiscono a cause esterne la responsabilità delle sue azioni, minimizzando la gravità dei comportamenti.

In più tecniche di distrazione, al posto di attività sessuali, come ascoltare musica, leggere ecc., e tecniche di rilassamento. Il trattamento è mirato anche a prevenire le ricadute, in quanto come tutte le dipendenze, quella sessuale ha un andamento ciclico. Questo obiettivo può essere raggiunto mirando a una diversa qualità di vita, più piena e soddisfacente.

Deficit di attenzione e iperattività (ADHD)

Questo disturbo si riscontra soprattutto nei bambini in età scolare ed è caratterizzato da disattenzione, iperattività e impulsività, sintomi che sono già presenti in tenera età.

Sono la causa di rilevanti problemi nel comportamento, nella interazione scolastica, nelle relazioni in genere e nell'apprendimento. Per tali ragioni questi sono solitamente considerati bambini "difficili".

Tempo fa si pensava che questi sintomi scomparissero con la crescita, ma si è potuto constatare che invece permangono anche se si manifestano in maniera diversa, come ad esempio i disturbi deliranti, quelli gravi della condotta alimentare, le depressioni psicotiche o gravi disturbi di personalità.

Cause: numerosi studi scientifici hanno spesso tirato in causa molte variabili tra cui l'ereditarietà, alcune caratteristiche neurobiologiche e danni biologici avvenuti durante la gravidanza o al momento del parto. Altro fattore importante è quello dei rapporti problematici tra bambino e genitori, fattore che aumenta la probabilità che la malattia si manifesti.

Come affrontarlo: prima di ricorrere al trattamento farmacologico, riservato solo ai casi molto gravi, il modo migliore per affrontare il problema è senz'altro quello di intervenire con una terapia cognitivo-comportamentale non solo sul bambino ma anche su genitori e insegnanti.

L'intervento sui genitori ha lo scopo di aiutarli ad avere una totale comprensione del problema, insegnare loro a gestire eventuali difficoltà di interazione, modificando, se necessario, i sistemi educativi, migliorando il clima emotivo e aiutando il bambino a trovare modi nuovi per modificare i suoi comportamenti disfunzionali.

L'intervento sulla scuola mira innanzitutto a fornire le corrette informazioni sulla patologia, in modo che il bambino possa non essere visto solo come un elemento di disturbo. Nel contempo, munire gli insegnanti di tutte le strategie utili sia a gestire i comportamenti problematici del bambino sia a facilitare l'integrazione con i suoi compagni.

Disturbi psicotici

Sono disturbi molto gravi che comprendono numerose patologie i cui segni e sintomi compromettono pesantemente il pensiero, le emozioni e le relazioni sociali.
Esordiscono generalmente nell'adolescenza o nella prima età adulta e sembra dipendano quasi sempre da un insieme di fattori di tipo biologico, genetico, psicologico e ambientale.

Pertanto è probabile che alcune persone, sottoposte a situazioni stressanti intense e prolungate, abbiano una maggiore vulnerabilità a sviluppare tali disturbi.

La schizofrenia. È un disturbo tra i più invalidanti. Ancora oggi la parola schizofrenia, nell'immaginario collettivo, è sinonimo di pazzia, malattia incomprensibile, grave e incurabile.

Tale concezione pessimistica non dovrebbe più esistere perché oggi, attraverso cure adeguate, la schizofrenia è curabile e, in alcuni casi, addirittura guaribile.

La parola schizofrenia deriva dal greco e significa scissione della mente, ovvero separazione dalla realtà. Il termine viene spesso confuso con l'avere una doppia personalità, presente invece nei disturbi dissociativi.

È caratterizzata, a fronte di una variabilità e combinazione di sintomi individuale, da convinzioni o da idee strane, considerate dagli altri bizzarre o assurde, ma di cui la persona malata ha la certezza (deliri); oppure visioni che gli altri non vedono, voci che nessuno sente o altri tipi di percezioni sensoriali (allucinazioni).

Per esempio lo schizofrenico è convinto che qualcuno possa leggere i suoi pensieri, che ci sia un complotto ai suoi danni, che qualcuno ripeta quello che lui pensa o commenti le sue azioni, oppure gli diano ordini o consigli su come comportarsi.

Le voci gli si rivolgono contro, lo accusano, lo seducono, lo umiliano, lo beffano, gli suggeriscono e lui interagisce con loro. Tali manifestazioni sono spesso accompagnate da uno stato depressivo dell'umore o da una marcata euforia, da un linguaggio privo di nessi logici, da una disorganizzazione del comportamento che può oscillare da un comportamento aggressivo a uno estremamente passivo, da un ritiro sociale e dall'uso di sostanze quali fumo, alcool e droghe.

In pratica, la profonda dissociazione della logica, del pensiero, delle emozioni e dei sentimenti, tipica di questo disturbo, crea una sofferenza profonda e devastante per cui i sintomi, quali deliri, allucinazioni e isolamento sono un modo, seppure incongruo, di fronteggiare l'angoscia che ne deriva.

Cause: come ho già accennato, le ipotesi relative alle cause della malattia sono di natura multifattoriale, nel senso che ci sono diverse cause che contribuiscono a creare le basi che ne favoriscono lo sviluppo.

La ricerca scientifica ipotizza fattori quali l'ereditarietà, traumi fetali, ipossia perinatale, agenti infettivi durante il primo trimestre di gravidanza, esposizione a sostanze tossiche o inquinanti, grave stress psicologico e altro ancora.

Come affrontarla: bisogna premettere che la persona affetta da schizofrenia mostra spesso una spiccata resistenza a ogni tipo di trattamento, soprattutto farmacologico, quindi non accetta di avere bisogno di aiuto perché è convinta che i suoi deliri o le sue allucinazioni siano reali.

Questo fa sì che la malattia degeneri fino ad arrivare agli estremi per cui si rende necessario un ricovero volontario ma, spesso, coatto (TSO - Trattamento Sanitario Obbligatorio).

In questi casi, affiancare una psicoterapia a quella farmacologica, aiuta il paziente a capire e ad affrontare meglio la sua condizione, oltre ad aumentare l'efficacia della terapia farmacologia stessa.

L'approccio terapeutico, in particolare quello cognitivo-comportamentale, ha diverse valenze:

- Insegna a riconoscere e identificare come irreali le allucinazioni e i deliri e capire l'influenza che questi sintomi hanno sulla propria vita.
- Spiegare la natura del disturbo basata sul modello stress-vulnerabilità (eventi o situazioni stressanti verso i quali siamo particolarmente vulnerabili) per ridurre gli eventuali sensi di colpa e di vergogna e facilitare l'apprendimento delle strategie per fronteggiare i sintomi (coping).
- Fornire informazioni sulla malattia con lo scopo di "normalizzare" la loro esperienza, spiegando che non esiste una divisione tra salute e malattia, ma sono problemi più o meno presenti in tutti.
- Aumentare l'adesione alla terapia farmacologica attraverso una vera e propria istruzione sui farmaci assunti: indicazioni, efficacia, effetti collaterali e limiti. Obiettivo di fondamentale importanza, in quanto la sospensione o l'assunzione incongrua della terapia farmacologia espone il paziente all'aumento del rischio di ricadute.
- Migliorare l'autocontrollo, il senso di autoefficacia e quindi l'autostima.
- Riconoscere e gestire meglio i segni precoci di crisi per diminuire le ricadute.

Uno degli approcci molto efficaci che metto in atto con questo tipo di pazienti è quello del dialogo socratico, scherzosamente definito "tecnica del tenente Colombo" (stile usato dal famoso investigatore della tv), cioè la tecnica del "finto tonto" in quanto continua puntigliosamente a fare domande sui dettagli dell'evento per inserire dei dubbi nell'interpretazione delirante del paziente.

Altra tecnica è quella di sottoporre le convinzioni del paziente a test della realtà sulla base di un accordo definito "essere d'accordo di non essere d'accordo".

Queste tecniche permettono di attaccare il delirio alla periferia e non entrare nel nucleo del delirio stesso in quanto si verrebbe inglobati.

Pertanto, occorre non essere accondiscendenti e tanto meno contraddire, altrimenti non si fa che alimentare la convinzione delirante e rendere il paziente sospettoso. In questo caso penserà che anche il terapeuta sia d'accordo con chi, per esempio, lo "sta spiando" e ciò renderebbe vano ogni altro tentativo di collaborazione terapeutica.

Capitolo 3:
Come fronteggiare le emozioni negative

Le emozioni considerate negative sono emozioni innate che fanno parte della nostra vita se vissute in maniera fisiologica. Per esempio, tutti noi viviamo momenti di ansia perché abbiamo spesso qualcosa di cui preoccuparci, di cui aver timore, aver paura di essere stressati.

Questo stato risulta fisiologico in quanto, se motivato, è funzionale al fatto di poter far fronte agli imprevisti e ai pericoli cui la vita ci espone.

Quando le emozioni negative quali paure, fobie sono apparentemente immotivate creano un disagio perché frutto di un vissuto di esperienze negative; queste, trasformandosi in trauma, hanno bloccato gli schemi cognitivi che permettono di fronteggiare tali emozioni.

Ma la differenza tra normalità e patologia non sta nella legge del tutto o nulla, bensì in un continuum che vede come variabili significative l'intensità e la durata.

Pertanto si può parlare di disagio, di malattia solo se emozioni, quali la paura, il senso di colpa, l'ansia, la vergogna ecc. durano troppo e/o sono troppo intensi rispetto allo stimolo ricevuto.

Comprendere che le emozioni negative che proviamo abbiano origine dal nostro modo di pensare e non dalle situazioni che viviamo, vuol dire trasformare in modo definitivo il nostro vissuto. Niente e nessuno ha potere su di noi a meno che non siamo noi a concederlo.

Non dobbiamo dimenticare che abbiamo la possibilità di scegliere in ogni momento della nostra vita: scegliere di essere felici anche se le cose vanno male; scegliere di essere sereni anche di fronte ai problemi; scegliere di mantenere la calma anche quando gli altri si comportano male.

Al riguardo, consiglio ai miei pazienti di leggere la lettera che Rudyard Kipling scrive a suo figlio; in questa il famoso scrittore dà consigli che sono validi insegnamenti di vita anche per tutti noi.

Nei momenti di difficoltà anch'io vado a rileggermela (basta andare su internet e digitare: Rudyard Kipling - Se (lettera al figlio)

Come fronteggiare le emozioni negative

L'ABC delle emozioni
È difficile convincere una persona che quello che sta provando non sia reale, anche per il fatto che in stato di paura si perde la capacità di giudizio lucido.

In questi casi faccio mettere in pratica ai miei pazienti un sistema molto semplice ideato da Ellis che risulta più incisivo di qualsiasi teorizzazione: l'ABC delle emozioni, dove A sta per Antecedent (evento/situazione) B sta per Belief/s (pensiero/i) e C sta per Consequences (emozioni).

Questo metodo aiuta il paziente a rendersi consapevole di come sia il suo modo di interpretare ciò che accade in certe situazioni a determinare le sue emozioni spiacevoli (ansia, paura, rabbia, senso di colpa, tristezza ecc.).

Vediamo in pratica come funziona il sistema ABC. Immaginiamo di stare chiusi di giorno in una stanza insieme a un'altra persona.

Improvvisamente si sente un rumore venire da fuori, una delle due persone comincia ad agitarsi, i suoi battiti accelerano, le pupille si dilatano, comincia a sudare, in pratica è in preda alla paura, mentre l'altra persona, nonostante abbia sentito il rumore, se ne resta lì tranquilla.

Se andiamo ad analizzare vedremo che la situazione è la stessa per tutte e due le persone, ma solo una delle due si agita. Cosa ha determinato questa diversità di reazione?

Semplicemente ciò che le due persone hanno pensato rispetto all'accadimento e quello che hanno pensato ha determinato due reazioni emotive diverse tra loro: una di agitazione e una di estrema calma.

Appare quindi chiaro che non è l'emozione che genera il pensiero, come la maggior parte delle persone è abituata a credere, ma esattamente il contrario, è il pensiero a generare l'emozione.

Nel caso sopra citato, l'emozione paura e la conseguente sintomatologia fisica, scaturiscono da un pensiero come per esempio: sono i ladri che vengono a rapinarci, qui non ci sono vie di fuga ecc. in pratica "si fa un film".

Trattasi ovviamente di un pensiero esagerato e disfunzionale, non aderente alla realtà, o meglio a una realtà improbabile. Quanto sopra, vale per qualsiasi tipo di emozione.

Pertanto, se in una data situazione ci capita di avere una o più emozioni negative, invece di uscire di testa, dobbiamo focalizzarci sul pensiero che ha generato tali emozioni, in pratica dobbiamo cogliere il pensiero.

Questo non è difficile perché quando facciamo mente locale e cerchiamo di passare in rassegna tutti i pensieri che possiamo avere avuto in occasione di quell'evento, il pensiero "incriminato" genererà la stessa emozione di prima.

A questo punto non bisogna fare altro che formulare un pensiero alternativo, più realistico e di conseguenza non angosciante. Chi soffre di attacchi di panico o altri disturbi d'ansia può avere un attacco, per esempio, quando sta in banca e non perché soffra di claustrofobia.

Ovviamente non è la banca a far venire gli attacchi (forse dovrebbe, ma per altri motivi). Comincia a pensare di star male, pensa alla vergogna per quello che la gente potrebbe pensare e questo non fa che aumentare il suo disagio.

Questo pensiero assume dimensioni parossistiche fino a produrre emozioni come paura, angoscia, vergogna, con tutto il corredo sintomatologico che ne deriva. Se invece il soggetto riesce a cogliere quale pensiero ha generato tali emozioni, si renderà contro di avere esagerato, di non aver motivo di pensare di dover star male e, nel giro di pochi secondi, riuscirà a fronteggiare la situazione.

Il paziente viene inoltre incoraggiato a fare i "compiti a casa", cioè trascrivere su un foglio di carta, suddiviso in 3 colonne verticali, le componenti dell'ABC (più una prima colonna all'inizio con data e ora) nel seguente modo:

- 1a Colonna contenente data e ora in cui si avverte l'emozione/i negativa/e
- 2a Colonna A contenente situazione o evento (2)
- 3a Colonna B contenente pensiero/i (3)
- 4a Colonna C contenente emozione/i (1)

In questo modo:

	A	B	C
Data e ora	Situazione	Pensiero/i	Emozione/i
	2	3	1

Le lettere A, B e C stanno a indicare l'ordine temporale in cui si presentano la situazione, il pensiero e l'emozione, nel senso che quando si verifica un evento o ci troviamo di fronte a una situazione immediatamente dopo viene formulato un pensiero, un'interpretazione soggettiva dell'evento/situazione, e questo produrrà delle emozioni e un conseguente comportamento.

I numeri 1, 2 e 3 stanno invece a indicare l'ordine in cui devono essere riempite le colonne, in quanto la prima cosa che il paziente avverte è l'emozione negativa. (1), poi passerà a descrivere brevemente la situazione nella quale si è trovato (2), infine scriverà il pensiero formulato in relazione alla situazione vissuta (3). I pensieri e le mozioni possono anche essere più di una.

Come dicevo prima non è così difficile, in quanto non appena si coglie il pensiero responsabile l'emozione torna immediatamente e può, quindi, essere riconosciuta.

Questo è uno strumento che nella mia esperienza terapeutica è risultato essere estremamente utile per diversi motivi:

A. Si impara a riconoscere le proprie emozioni, cosa molto difficile nel 90% dei casi. Emozioni che, se identificate, possono essere poi facilmente gestite.
B. Scrivere ciò che si sta provando aiuta a "scaricare" le proprie emozioni e a star meglio, come se venissero traferite sul quaderno.
C. Serve al paziente ad avere una sorta di diario per fare una valutazione concreta dei suoi progressi.
D. Last but not least, aiuta il terapeuta ad avere più materiale per aiutare il paziente, in quanto questi, in seduta, non deve fare affidamento solo sulla sua memoria.

Facciamo l'esempio di una persona che sta andando al lavoro con la macchina e si trova in mezzo al traffico. Dopo pochi chilometri comincia a star male e avere tachicardia, sudorazione, respiro affannoso e la vista comincia ad appannarsi.

Questa situazione in genere porta a un attacco di panico con conseguente paralizzazione e comportamenti di evitamento.

Se invece cerca per prima cosa di concentrarsi sulle emozioni che sta provando, ansia, paura, senso di colpa (per non riuscire ad essere autonomo) vergogna (per quello che la gente può pensare vedendolo in quello stato) esamina la situazione (sta semplicemente guidando la macchina, e il traffico non ha mai ucciso nessuno).

Cercherà a questo punto di cogliere il pensiero che ha generato le emozioni ("ora mi prende un attacco di cuore e non faccio in tempo ad andare al P.S.", "chissà cosa dirà la gente nel vedermi in questo stato", "mi sento un incapace perché non riesco a fronteggiare una situazione così banale").

Se ognuno di noi pensasse queste cose mentre è alla guida della macchina, sfido chiunque a non avere un attacco di panico. È proprio questo che il paziente deve capire: sta esagerando, sta formulando dei pensieri che non hanno niente a che fare con la realtà, con la situazione, in pratica non c'è nessun motivo perché debba avere un attacco di cuore, visto che è in buona salute.

Questo pensiero alternativo lo tranquillizzerà e, con il costante esercizio, imparerà a cambiare i suoi pensieri automatici e di conseguenza a modificare i suoi schemi cognitivi e le sue convinzioni disfunzionali.

Altre tecniche

Problem Solving, ovvero concentrarsi sulle soluzioni e non sui problemi. La PNL, tra le altre cose, ci insegna che ogni problema non dobbiamo vederlo come tale, ma, per affrontarlo in modo efficace, dobbiamo trasformarlo in opportunità.

Questo ci permette di non sprecare le nostre energie, piangendoci addosso o incolpando qualcuno o qualcosa dell'accaduto con tutti i sentimenti negativi che ne derivano – rabbia, sensi di colpa, di inadeguatezza, frustrazione ecc. – ma indirizzarle in modo costruttivo per trovare una soluzione efficace.

• Innanzitutto, occorre individuare il vero problema perché, come dico sempre ai miei pazienti, falsi problemi, false soluzioni. Infatti, alcuni problemi non possono essere risolti perché non sono stati identificati chiaramente.

- Secondo passo è accettare di avere un problema: la negazione non fa che alimentare il disagio e ingigantire il problema.
- Concentrarsi poi sulla soluzione perché concentrarsi sulle emozioni negative che il problema genera non fa che peggiorare la situazione, in quanto queste bloccano il pensiero logico e quindi le possibili soluzioni.
- Domandarsi qual'è la cosa peggiore che possa capitare. Quando davanti a un problema la nostra mente in modo automatico è portata a fare un pensiero catastrofico e a crederci, questa semplice domanda, fatta in sequenza, ci farà dire ad un certo punto: "non mi succede nulla", facendoci rendere conto che la cosa peggiore non è poi così spaventosa e catastrofica, e questo ci aiuterà a ridimensionare il problema.
- Fare un'analisi del problema e suddividerlo in problemi più piccoli. Questa semplice strategia ridurrà l'ansia in quanto impedirà di vedere davanti a sé una montagna insormontabile e, quindi, essere più lucidi per trovare più facilmente le soluzioni necessarie.

Inoltre, accettazione e non rassegnazione

In molte occasioni troppe persone credono di aver accettato una determinata situazione solo perché è da tempo che la situazione persiste. Ma questa non è accettazione, è solo rassegnazione.

Qual è la differenza? La rassegnazione genera sofferenza, rabbia perché gli sforzi non sono fatti nella direzione che vogliamo, non vediamo alternative, ci sentiamo in trappola, ci sentiamo delle vittime perché pensiamo di non poter fare nulla o, peggio, ci aspettiamo che, in virtù di chissà quale miracolo, la situazione possa cambiare.

Invece l'accettazione è la capacità di vedere il meglio delle situazioni o delle persone, non bloccarsi, ma cercare la via migliore per non soffrire, andare avanti, imparare dall'esperienza per dare alla propria esistenza una nuova direzione.

Pertanto, nella rassegnazione la sofferenza, la rabbia, l'angoscia saranno le compagne della nostra vita, mentre se impariamo ad accettare impareremo a superare gli ostacoli, ad essere felici, in pratica essere gli artefici del nostro destino.

Come ha detto il teologo protestante tedesco-statunitense Reinhold Niebuhr "Dio, concedimi la serenità di accettare le cose che non posso cambiare, il coraggio di cambiare le cose che posso e la saggezza per riconoscere la differenza".

Non mirare alla perfezione

Viviamo nell'era del perfezionismo per cui assistiamo a una sempre maggiore intolleranza ai difetti, un voler star bene a tutti i costi e nel minimo tempo possibile.

Pertanto ci imbottiamo di farmaci anche per cose che una volta venivano risolte in modo assolutamente naturale, come ad esempio un mal di testa, un semplice raffreddore o una febbre di un bambino, senza considerare che la febbre è un meccanismo di difesa utile a sconfiggere l'agente patogeno che ne è la causa.

Il benessere a tutti costi. Questo desiderio di perfezionismo, oltre a creare uno stato ansioso è anche la causa di molte malattie quali l'anoressia, dove i modelli proposti dai mass media diventano cultura omologata da seguire a tutti i costi, anche a costo della vita.

Per non parlare della perfezione estetica, dove, stando ai risultati, l'effetto è quello di creare "nuovi mostri" come mi piace definirli. C'è una battuta che circola in internet riguardo una stilista che ha fatto un generoso uso della chirurgia estetica: "Bambini attenti a non fare i capricci, altrimenti viene…", una volta si diceva l'orco.

Per quale motivo sentiamo il bisogno di essere perfetti? Semplicemente per desiderio di essere approvati, di essere amati, di essere riconosciuti e sentire così di valere.

Innanzitutto, dobbiamo sapere che il nostro valore non si modifica in base al fatto che le persone ci amino, ci approvino: noi abbiamo un nostro determinato valore che rimane costante e non muta a seconda delle persone con cui ci rapportiamo.

Resilienza. Oggi più che mai si sente molto spesso parlare di resilienza, ma di cosa si tratta? Questa parola è mutuata dalla fisica e sta a indicare la capacità di un materiale di resistere agli urti senza rompersi.

Tale caratteristica attribuita a una persona significa la capacità di superare traumi ed esperienze negative, accettando il dolore che ne deriva e usare questa esperienza per fortificarsi, individuare le risorse e, se necessario, chiedere aiuto.

Capitolo 4
Un po' di biologia

L'origine delle nostre emozioni

Le emozioni che noi viviamo sono risposte alquanto complesse del nostro organismo a stimoli sensoriali, che si manifestano con comportamenti (fuga, evitamento ecc.) e/o con manifestazioni corporee (sudorazione, aumento del battito cardiaco ecc.).

Le aree cerebrali coinvolte nella gestione delle emozioni sono principalmente l'ippocampo, l'amigdala e la corteccia frontale.

Secondo alcuni autori le emozioni si possono distinguere in primarie quali la paura, la rabbia, la sorpresa, la tristezza, il disgusto e la gioia, e quelle secondarie, anche definite sociali perché influenzate dal vissuto del soggetto, quali la compassione, l'imbarazzo, la vergogna, il senso di colpa, l'orgoglio, la gelosia, l'invidia, la gratitudine, l'ammirazione, l'indignazione, il disprezzo.

Faccio un esempio: se avverto paura perché ho di fronte una belva feroce, è difficile che in una situazione del genere provi un sentimento come l'indignazione o il disprezzo, bensì verranno fuori emozioni primarie legate a bisogni primordiali, quali la sopravvivenza.

Altra distinzione va fatta tra emozioni e sentimenti. L'emozione è in genere visibile dall'esterno attraverso l'espressione del viso, tanto è vero che esistono le faccette per indicare tali emozioni, e sono di breve durata. I sentimenti, invece, se non verbalizzati, possono non essere riconosciuti dall'esterno e possono durare a lungo.

Le emozioni, soprattutto quelle negative, comunicano un messaggio che bisogna saper leggere poiché ci danno informazioni utili per avere un quadro maggiormente chiaro e completo di noi stessi, di come funzioniamo nelle diverse situazioni.

Da qui, riuscire a capire la nostra vera essenza, ciò che realmente siamo e ciò che realmente desideriamo, è cosa questa molto più difficile di quanto possa sembrare perché, come dicono gli orientali, il conoscersi poco porta a desiderare cose sbagliate per il proprio benessere.

Perché "si entra nel pallone"

Il problema principale di una persona che, per esempio, è sotto stress per un qualsiasi problema per cui sente di non stare bene, è quello di non sapere da cosa dipenda questo suo malessere.

Sa solo di star male e, non sapendo cosa le stia capitando, "entra nel pallone", per cui si agita, comincia ad avere palpitazioni, sudorazione, difficoltà a respirare e la paura di avere qualcosa di grave, in genere problemi cardiaci, la fa precipitare al P.S. (Pronto Soccorso) dell'ospedale più vicino, dove le danno un ansiolitico (in genere delle gocce di valium) e la rimandano a casa.

Ma lei non è soddisfatta e soprattutto, passato l'effetto del farmaco dato in emergenza, la paura resta e alla prima occasione si scateneranno gli stessi sintomi. Ci sono persone che diventano abituali frequentatori Pronto Soccorso (P.S.)

Pertanto il problema contingente non è dato tanto dal disagio di per sé ma dalla paura che i sintomi si ripresentino, in pratica una sorta di paura della paura.

Quello che è importante prima di tutto è sapere che la paura, emozione che può salvarci la vita in circostanze di pericolo, fa mettere in moto il nostro sistema neurovegetativo con rilascio di adrenalina, ormone indispensabile a far confluire una maggior quantità di sangue ai nostri arti, gambe e braccia, aumentandone la forza, per attuare quello che gli inglesi chiamano "fight or flight", cioè combatti o scappa.

Ovviamente questo sistema, oltre ad aumentare l'afflusso sanguigno, scatena anche altri disturbi somatici, quali appunto accelerazione del battito cardiaco per aumentare la portata ematica, sudorazione, blocco allo stomaco ecc.

Altro ormone che viene rilasciato se si ha paura è il cortisolo, steroide responsabile del sapore metallico in bocca, e "dell'entrata nel pallone". Il cortisolo tra l'altro è il principale responsabile della paura perché, andando a influenzare direttamente l'ippocampo, fa smettere di ragionare in maniera lucida in quanto blocca i pensieri complessi.

Altra struttura coinvolta è l'amigdala che, in presenza di pericolo, si attiva e prepara l'organismo all'attacco o alla fuga. Questa reazione corporea è immediata, poi l'informazione arriva alla corteccia cerebrale e precisamente ai lobi frontali, deputati a elaborare la strategia migliore a seconda della circostanza.

Infatti, se il pericolo non è reale viene immediatamente bloccata l'amigdala, la paura viene meno e scompaiono man mano i sintomi somatici.

In pratica, in condizioni di paura, il nostro corpo ha la meglio sulla mente per prepararsi alla difesa o alla fuga e la realtà appare distorta.

Nella vita quotidiana ci troviamo difficilmente ad affrontare pericoli reali che mettono a repentaglio la nostra vita. Quelli che possiamo definire pericoli non sono altro che le difficoltà che incontriamo nel gestire la quotidianità: le relazioni familiari, il lavoro, problemi economici, in pratica lo stress che la vita quotidiana ci procura.

Tale stress si traduce in emozioni negative che vengono memorizzate dall'amigdala, la quale si attiverà in automatico ogni volta che ci troviamo ad affrontare i suddetti problemi. Pertanto, una determinata situazione genererà dei pensieri negativi che portano ad avere emozioni negative.

Cosa fare in casi del genere per non perdere il controllo? Analizzare i propri pensieri, fare un esame della realtà e valutare se il pensiero che ha generato, in questo caso, l'emozione paura sia reale o solo immaginato.

Per fare questo ci si avvale dello schema ABC delle emozioni, di cui ho già parlato.

Riflessi condizionati

Quante volte ci succede che, dopo esserci comportanti in un certo modo, ci sentiamo a disagio e ci ritroviamo ad avercela con noi stessi e a domandarci per quale motivo ci siamo comportati così, come se alcuni atteggiamenti e comportamenti scattassero in modo automatico e sempre uguali, senza avere il tempo di contrastarli.

La ragione di tutto ciò sta nei cosiddetti riflessi condizionati e la sede del nostro cervello responsabile di questo meccanismo è l'amigdala, una piccola struttura a forma di mandorla che sta nel profondo del nostro cervello e fa parte del sistema limbico, quella porzione più antica del cervello umano responsabile dell'origine e della gestione delle emozioni.

Studi di neuroscienze sul suo funzionamento dimostrano che essa svolge un ruolo di primaria importanza nel gestire la paura e nel conservare tutte le nostre memorie emotive, anche quelle di cui non abbiamo ricordi coscienti (Goleman - *Intelligenza emotiva*).

Essa risponde a un'esperienza attuale anche con quanto appreso di simile nel passato, senza che noi ce ne rendiamo conto. In pratica agiamo in funzione di una sorta di riflesso condizionato, dato appunto da esperienze del passato che ci hanno emotivamente segnato.

Questo tipo di comportamento rappresenta una sorta di bypass, deriva da impulsi che partono direttamente dall'amigdala senza essere valutati dalla corteccia pre-frontale, che rappresenta un sistema di inibizione e regolazione delle emozioni e di integrazione con le informazioni sensoriali e culturali, per dare una forma riconoscibile all'esperienza.

Questo meccanismo può dare inizio a un circolo vizioso: quando non riusciamo a controllare alcuni comportamenti proviamo disagio, paura, frustrazione, ansia, sensi di colpa per non riuscire a gestire la situazione e questo può portare ad altri atteggiamenti e comportamenti disfunzionali vissuti in modo automatico.

Ma la buona notizia sta nel fatto che l'amigdala può essere rieducata. Per prima cosa occorre prestare maggiore attenzione alle risposte che ci arrivano in modo automatico e sostituirle con quelle funzionali al nostro benessere.

In pratica imparare a integrare, con un buon lavoro psicoterapico, l'aspetto emotivo con quello razionale. Con l'esercizio ripetuto costantemente i vecchi schemi vengono sostituiti dai nuovi e una volta acquisiti diventano la base per una risposta adeguata alle nostre esperienze emotive.

Pertanto, come sempre, la consapevolezza ci porta a eliminare la paura dell'ignoto e ad agire in modo da cambiare le nostre abitudini dannose, imparando a riconoscerle e a modificarle.

In questo processo la psicoterapia può senz'altro avere un ruolo fondamentale e, anche se nei Paesi europei c'è ancora molta diffidenza, le neuroscienze, attraverso il brain-imaging, confermano che il cervello può essere in grado di cambiare le sue connessioni, in pratica di essere rimodellato attraverso un processo di apprendimento.

Capitolo 5:
Il significato delle espressioni nevrotiche

Altro luogo comune è pensare che siamo fatti a compartimenti stagni, senza considerare che la psiche è in stretto rapporto con il nostro corpo, nel senso che la mente guida il nostro corpo o, quanto meno, mente e corpo sono in stretto rapporto e si influenzano reciprocamente.

Per cui, il vecchio detto può essere non solo "Mens sana in corpore sano", ma anche "Corpus sanum in mente sana".

Lasciando la trattazione alle ultime frontiere della psicoimmuno-neuroendocrinologia, ormai è provato che ogni sintomo somatico ha una sua precisa derivazione psichica che a sua volta, lungi dall'essere un'entità astratta e teorica, induce una serie di modificazioni biochimiche date dalla liberazione di neurotrasmettitori, mediatori neuro-ormonali e alterazioni di eccitabilità neuronale, tutti a loro volta e di volta in volta attivati dalle caratteristiche genetiche dell'individuo e dalle sue interazioni con l'ambiente che lo circonda sin dalla nascita.

In altre parole, vuol dire che l'espressione somatica di un disturbo non è altro che il manifestarsi, sotto mentite spoglie, di un disturbo psicologico a livello inconscio e che questo genera a sua volta alterazione biologiche che vanno a influire sui nostri processi psicologici.

Una sorta di circolo vizioso che, se non interrotto, può portare a conseguenze disastrose. D'altro canto il fattore psicologico, oltre ad agire provocando l'insorgere di una malattia può favorirne la guarigione.

Una cosa è certa: mente e corpo esprimono la stessa realtà ma su piani diversi: uno più sottile e impalpabile a livello psichico e uno più materiale, tangibile, a livello corporeo.

Non mi dilungherò su questo argomento in quanto sono stati scritti numerosi libri al riguardo (vedi Detlefsen, Hammer, Rainville tanto per citare i più diffusi).

Al di là del fatto che si possa credere o meno a tali ipotesi, è vero che è sempre più evidente l'associazione tra corpo e psiche e che sempre più spesso, se ci prendiamo la briga di analizzare a fondo il perché e il come delle varie patologie, le evidenze ci dimostrano che tali ipotesi trovano un loro valido fondamento in una realtà che preferiamo ignorare, perché presuppone una presa di responsabilità che vogliamo piuttosto attribuire all'esterno invece che a noi stessi.

I disturbi somatici

Situazioni conflittuali, traumatiche possono renderci incapaci di esprimere le emozioni con le parole, da qui la necessità di utilizzare il linguaggio del corpo.

La nostra mente non solo non riesce a distinguere ciò che è reale da ciò che è solo immaginato, ma deve dare una giustificazione a tutto ciò che accade nel nostro organismo.

Per cui, in caso di un conflitto interiore generato da un qualsiasi trauma non elaborato, il malessere che ne deriva può trovare la sua giustificazione in una patologia a livello somatico, per esempio: gastrite, dermatite, asma ecc.

Questo fa, come si suol dire, quadrare il cerchio: "sto male perché ho questo disturbo" e ciò paradossalmente tranquillizza il soggetto perché crede di sapere quale sia l'origine del suo star male.

113

Questo accade quando si ha la "fortuna" di avere un'espressione somatica del malessere ma, se sfortunatamente questo è solo psicologico, allora si va nel pallone ed entrano in ballo meccanismi di difficile gestione.

La somatizzazione è spesso strumentale a far sì che gli altri possano prendere in considerazione la nostra sofferenza.

Le due facce del malessere

Come mai il malessere sia fisico che mentale è in aumento? Il motivo può risiedere nel fatto che la medicina moderna fa ancora fatica a considerare l'uomo nella sua interezza di corpo-psiche, ma opera in modo incompleto, separando le due istanze.

Quando mostra qualche apertura, lo fa sempre con riserva e in modo riduttivo, ritenendo che in effetti solo alcune malattie sono influenzate in qualche modo dalla psiche, ma poi liquida il tutto tirando fuori lo stress.

Nel momento di acuzie, i sintomi vengono messi a tacere con terapie farmacologiche e si ricerca solo la causa prossima della malattia, non prestando minimamente attenzione al suo significato profondo, significato che possiamo conoscere solo se prendiamo in considerazione il fattore psicologico.

Curare i sintomi non risolve il problema, lo può eliminare momentaneamente, ma se il disagio che ha provocato la malattia non viene rimosso i sintomi si ripresentano in maniera sempre più aggressiva.

È pertanto di estrema importanza il modo che abbiano di affrontare la malattia. Se la consideriamo una disgrazia, pertanto indipendente dalla nostra volontà, non facciamo che deprimerci, ci sentiamo sopraffatti, impotenti e pieni di rabbia per ciò che il fato ci ha riservato.

Questo non fa che aumentare il nostro malessere e ci fa entrare nel solito circolo vizioso dal quale è poi difficile uscire indenni.

Se al contrario consideriamo la malattia come un'opportunità, come una possibilità di crescita, di cambiamento, questa rappresenta una vera e propria rinascita, un'opportunità, appunto, che diamo alla nostra esistenza di cambiare in meglio.

Come possono essere interpretate le malattie

La malattia è un modo che ha il nostro corpo per comunicare un disagio. Esiste la *teoria de conflitto* secondo la quale ogni cellula del nostro corpo risponde a dei codici di funzionamento biologici che permettono di vivere in sintonia con l'ambiente che lo circonda.

Si parla anche di conflitto della *dissonanza cognitiva*, concetto elaborato da Leon Festinger per descrivere il contrasto, o dissonanza appunto, sia con le convinzioni personali (incoerenza logica), sia tra queste e i propri comportamenti (dissonanza per l'esperienza pregressa) sia con l'ambiente che lo circonda (dissonanze culturali).

Secondo tale teoria, il conflitto nasce quando, davanti a un problema, le risorse a disposizione dell'individuo, per esempio per cambiare la propria opinione, il proprio comportamento o modificare l'ambiente in cui si trova, non sono adatte o sono insufficienti a risolvere il problema stesso.

Questo genera stress che va a influire negativamente sulle difese immunitarie che, abbassandosi, contribuiscono a generare la malattia.

Per mantenere un sistema immunitario funzionante bisogna evitare che avvenimenti stressanti possano incidere in modo negativo sul nostro organismo, quindi liberarsi da ogni paura, frustrazione, tensione e svalutazione di sé.

Capacità di leggere attraverso il corpo quello che noi siamo

Come abbiamo visto, ogni sintomo ci comunica qualcosa, ci invia un messaggio che è giusto comprendere se vogliamo star bene.

Riassumo brevemente la relazione tra emozioni negative e malattie dei vari organi e apparati, e rimando a testi specifici una più approfondita trattazione in merito. Per cui, ad esempio, secondo alcune scuole di pensiero, problemi:

• *Epatici*: stanno a indicare rabbia, rifiuto, difficoltà ad accettazione.

• *Renali*: indicano paura verso le autorità, senso di impotenza, difficoltà di espressione.

- *Respiratori*: paura della morte, mancanza di interesse, difficoltà di vivere.

- *Intestinali*: rifiuto, blocco, eccessivo attaccamento, emozioni negative.

- *Gastrici*: rifiuto, difficoltà ad accettare le novità, apprensione.

- *Pancreatici*: mancanza di autostima, insoddisfazione, difficoltà ad accettare la realtà.

- *Cardiaci*: mancanza di gioia di vivere, mancanza di amore, avidità, paura delle responsabilità.

- *Pelle*: incapacità ad essere sé stessi, sentirsi giudicati.

- *Prostata*: ansia da prestazione, senso di inadeguatezza, mancanza di autostima.

- *Denti*: rabbia non espressa, difficoltà a prendere decisioni e ad affrontare i problemi della vita.

- *Tiroide*: emozioni trattenute.

In più:

- *Cancro*: profondo risentimento, senso di impotenza, sfiducia, autocommiserazione, odio per sé stessi, disperazione.

- *Tumore all'utero*: rifiuto della propria femminilità, sensi di colpa di tipo sessuale.

- *Mal di testa*: senso del dovere, stress, tensione mentale, svalutazione di sé, ruminazioni dei pensieri.

- *Disturbi alimentari*: odio verso sé stessi, rifiuto del sostentamento, mancanza di autostima e di fiducia in sé stessi.

- *Artrite*: eccessiva critica e autocritica, perfezionismo, rigidità mentale, serietà, puntualizzazione.

- *Incidenti*: frustrazione, ribellione, necessità di fermarsi a riflettere, rabbia.

- *Dolore alle ginocchia*: orgoglio ferito, testardaggine, paura verso i cambiamenti, rigidità, ipocrisia.

- *Obesità*: insicurezza, senso di colpa, paura di essere inadeguati, isolamento, perfezionismo.

- *Dolore cervicale*: mancanza di sostegno emotivo.

- *Dolore toracico*: senso di colpa, paure inespresse, emozioni represse.

- *Dolore lombare*: autodistruzione, senso di autocommiserazione e di inadeguatezza.

- *Stitichezza*: mancanza di fiducia di sapersi sostenere, tendenza a trattenere e accumulare, difficoltà a lasciare andare il passato, i ricordi o le proprie idee.

- *Diarrea*: sentirsi non meritevoli, senso di colpa e di inadeguatezza, paura di trattenere.

Capitolo 6:
I segreti di una buona comunicazione

L'uso della prima persona singolare

Molte delle problematiche che nascono all'interno delle relazioni affettive sono dovute a un uso improprio della grammatica.

Nei rapporti si tende a sottolineare qualsiasi problema dell'altro facendo uso del pronome tu. Per esempio, se devi dire a qualcuno dei tuoi familiari: "Lasci sempre tutto in giro e non ti degni di mettere in ordine", quello che otterrai sarà soltanto fare irritare la persona in questione. È molto più efficace in questo caso esprimersi usando la prima persona singolare, cioè l'io.

Infatti, dire: "A me dà fastidio che ci sia disordine" ha un impatto diverso, primo perché il problema è spostato su chi fa l'osservazione e non appare quindi come un'accusa; secondo si evita di usare una generalizzazione e cioè la parola "sempre", che può esporre chi la usa a contestazioni tipo: "Non è vero, non lo faccio sempre".

In questo modo il fulcro della questione viene strategicamente spostato dall'essere disordinato a quanto questa abitudine sia frequente. È pertanto buona norma non usare il "tu", a meno che non si debba fare un complimento.

Naturalmente, non fare uso della prima persona per mascherare un rimprovero, perché può essere altrettanto offensivo: "Ho capito che sei un nulla facente". Se si vuole creare una buona relazione, evitare di esprimersi nel modo sbagliato e per fare questo occorre mettere da parte il proprio ego e sforzarsi di cercare una soluzione.

Critiche costruttive

Le critiche, si sa, nessuno vuole accettarle. Molti sono convinti che le critiche facciano bene a chi le riceve, ma in molti casi si ottiene l'esatto contrario: non serve come sprone, ma abbatte soltanto l'autostima di chi le subisce.

Muovere delle critiche costruttive è un'arte molto difficile e non tutti sono in grado di farle perché ciò richiede concentrazione, positività e soprattutto devono essere fatte nel momento e nel posto giusto.

In genere, quando si fanno le critiche non si tiene conto di tutte queste variabili, per cui esse risultano tutt'altro che costruttive.

Possiamo però tranquillamente metterle in atto anche quando siamo arrabbiati con quella che è stata definita "la tecnica del sandwich o dei 3K" (kiss, kick, kiss, un calcio tra due baci).

Una tecnica di comunicazione utilizzata dalle aziende per rifiutare una richiesta, addolcendo la pillola. Nel caso della critica consiste nel mettere quest'ultima tra due osservazioni positive.

Per esempio, invece di dire: "Hai cucinato da schifo, quando imparerai? Si può dire: "Apprezzo molto il tuo impegno, questa volta non ti è riuscito bene, sono convinto che con un po' più di pratica riuscirai sicuramente a fare di meglio". È sicuramente molto più stimolante ipotizzare un risultato positivo nel futuro che evidenziarne uno negativo nel presente.

La generalizzazione

Cos'è la generalizzazione? Oltre all'uso di parole quali "sempre" e "mai" si usa generalizzare anche quando si deve fare un rimprovero a qualcuno. Per esempio, è molto comune dire a qualcuno "Sei un cretino". Fatto in questo modo il rimprovero non viene sicuramente accettato e suscita una reazione negativa perché nessuno ammetterà mai di essere un cretino.

Dire, invece, "ti sei comportato da cretino" risulta meno offensivo perché il comportamento da cretino è stato circoscritto all'evento in questione. In pratica, il rimprovero risulta pertinente con il comportamento e questo ha molta più probabilità di essere accettato.

Nessuno si comporta allo stesso modo in ogni momento e in ogni circostanza della propria vita, per cui se qualcuno vi fa delle osservazioni negative con una generalizzazione, inutile mostrarsi offesi e rispondere a tono con un'altra offesa.

Sarà molto più efficace chiedere semplicemente di essere più chiari ad esempio con una frase come: "Potresti essere più preciso, cosa intendi dire?". Questa semplice domanda indurrà sicuramente l'interlocutore a riconsiderare la propria affermazione e a riformularla in modo meno offensivo.

L'effetto della negazione
Quando comunichiamo con gli altri e vogliamo raggiungere il nostro obiettivo è molto importante essere efficaci. Ma cosa vuol dire?

Prima di tutto fare molta attenzione alla negazione. In natura non esistono le non cose e nel momento in cui usiamo una negazione mettiamo in evidenza solo quello che vogliano negare, anche perché la nostra mente non registra i "non", non dobbiamo negare le cose che non vogliamo evocare.

Per esempio, se diciamo a qualcuno "Non sono un bugiardo", quello che al nostro interlocutore viene subito in mente è appunto un bugiardo e non una persona onesta. Per la mente quello che conta sono solo le immagini che evochiamo, attraverso le parole.

Dire, perciò, "Devi vincere" al posto di "Non devi perdere", oppure "Devi rilassarti" invece di "Non essere ansioso" ecc. Saper comunicare è un'abilità che, come una disciplina sportiva, può migliorare attraverso l'allenamento.

Bisogna parlare in positivo e non in negativo: ad esempio dire "Ti disturbo?", oppure "Ti rubo solo 2 minuti" dà poco valore a ciò che sto per dire; mentre una frase come: "Ho una cosa importante da dire", oppure: "Ho bisogno della tua attenzione per 2 minuti" cambia completamente l'opinione che l'altro si fa di noi, ci fa apparire autorevoli e degni di ascolto.

Il paradosso

Il paradosso è una contraddizione, un ragionare per assurdo o come viene chiamata dagli esperti "la psicologia a rovescio", che nelle relazioni può essere molto utile e agire in positivo, anche se lì per lì può lasciare di stucco.

Per esempio, se qualcuno vi dice una cosa offensiva, tipo "Sei proprio uno stupido!", invece di offendervi potete rispondere: "Sì lo so, e mi dispiace moltissimo", l'atro rimarrà spiazzato e senza parole.

Il paradosso è comunque un'abilità che bisogna saper usare con grande intelligenza e senza esagerare. Inoltre non va confuso con il sarcasmo che non è altro che ironia ostile espressa con apparente umorismo, con l'intento di ferire o umiliare.

Stimolare il senso di coerenza

Ognuno di noi ha dentro di sé dei valori di riferimento che condizionano il nostro modo di comportarci e ci permettono di realizzare ciò che sentiamo essere giusto nella nostra vita, affrontando e superando i nostri limiti e le nostre paure consce e inconsce.

Una persona con un senso di coerenza è nell'immaginario comune una persona degna di fiducia, affidabile e sicura si sé, perché "fa quello che ha deciso di fare".

Detto questo, si capisce come si può fare facilmente leva su questa qualità dell'essere umano ed essere sicuri di non fallire, perché il senso di coerenza, una volta stimolato, a nessuno verrebbe in mente di contrastarlo.

Cosa vuol dire esattamente stimolare il senso di coerenza? Forse un esempio può chiarire meglio il concetto. Quando si desidera ottenere qualcosa da qualcuno e sappiamo in partenza che la nostra richiesta avrà poche probabilità di essere accolta, stimolare il senso di coerenza può rappresentare la chiave per ottenere ciò che sarebbe difficile ottenere con qualsiasi altro sistema.

Per esempio, se voglio che mio marito mi accompagni a fare shopping, e si sa che gli uomini in genere odiano farlo, quello che dovrò dire sarà: "Caro mi accompagni per favore in centro, perché come riesci tu a guidare in mezzo al traffico non ci riesce nessuno".

È veramente molto difficile non cedere a simili lusinghe. Come può un uomo contraddire una qualità "tutta maschile" quanto quella di sapersi muovere con destrezza in mezzo al traffico?

Il gioco è fatto, sicuramente il pover'uomo, *obtorto collo*, accompagnerà sua moglie a fare shopping, ma lo farà volentieri perché fiero di essere coerente con la qualità che la moglie gli attribuisce.

Qualcuno può chiamarla manipolazione, ma qui non c'è nulla di subdolo o ingannevole. Le mie figlie hanno imparato tanto bene questa strategia che ci provano a usarla per farmi alzare a fare il caffè a fine pasto: "Il caffè come lo fai tu non lo sa fare nessuno!". Cosa pensate che accada? Non si può rubare in casa di ladri!

La comunicazione non verbale

Non comunichiamo solo con le parole, infatti la comunicazione non verbale rappresenta oltre il 90% della comunicazione stessa. A saperla interpretare ci permette di capire con chi abbiamo a che fare, se la persona è sincera o sta mentendo. Ma come facciamo a capirlo?

Gli occhi

Una spia importante per capire se una persona sta mentendo sono gli occhi. Si dice che gli occhi siano lo specchio dell'anima, questo è assolutamente vero. Non possiamo comandare le nostre pupille, non possiamo decidere quando si debbano dilatare o quando si debbano restringere.

È un processo istintivo legato alla nostra sopravvivenza: in condizioni di pericolo, di allarme, quando le uniche opzioni sono lottare o fuggire, le nostre pupille si dilatano per captare più luce, vedere meglio l'ambiente e valutare le vie di fuga.

Quando mentiamo, le pupille si dilatano perché si mette automaticamente in moto il nostro sistema nervoso autonomo (SNA), in quanto dobbiamo ricordare quello che diciamo e che non ha un riferimento reale, dobbiamo evitare le contraddizioni e controllare che la persona con cui stiamo parlando non se ne renda conto.

Non è cosa da poco e non riuscirebbe nemmeno a Pico della Mirandola. Per cui, controllate le pupille se sospettate che una persona vi stia mentendo.

I dettagli

In genere, chi mente tende ad arricchire ciò che sta dicendo con una serie di informazioni aggiuntive, non utili per rendere il discorso più credibile. Martin Lutero diceva: "Una bugia è come una palla di neve: più rotola più s'ingrossa".

Le contraddizioni

Spesso, quando un bugiardo fa un'affermazione, può esprimere il contrario, per esempio muovendo leggermente la testa, come se dicesse di no.

Stare sulla difensiva

Chi dice bugie è prevenuto, sta sempre sulla difensiva. Quando si cerca di chiarire una questione con un bugiardo, questi tende subito ad arrabbiarsi, a spostare l'argomento su un'altra questione oppure a defilarsi vigliaccamente perché non ha il coraggio di affrontare una discussione costruttiva.

Altri segnali possono essere: sudare, deglutire con difficoltà, tremolio delle mani, arrossire.

Attenzione, però, a non prendere alla lettera queste indicazioni e accusare di essere bugiardo chi, ad esempio, trema o arrossisce.

129

Questa persona potrebbe semplicemente essere un timido, per cui un altro elemento importante per valutare se abbiamo di fronte un mentitore è quello di tener conto della motivazione. Chi mente in genere ha una motivazione per farlo, ci guadagna qualcosa.

Capitolo 7:

La felicità, questa sconosciuta

L'essere umano ha due principali scopi nella vita: cercare il piacere ed evitare il dolore. Pertanto, raggiungere tali obiettivi equivale a raggiungere uno stato di felicità.

Sembra molto semplice a dirsi, ma in pratica è molto più difficile di quanto possiamo immaginare.

Non esiste una ricetta per la felicità, perché la felicità è uno stato d'animo e, come tale, ognuno la intende e la ricerca a modo proprio. D'altro canto felicità è un termine molto impegnativo per cui di seguito quando parlo di felicità intendo serenità d'animo, piacersi e stare in pace con sé stessi e con gli altri.

Purtroppo siamo schiavi di modi di pensare, abitudini e comportamenti che adottiamo anche inconsciamente, che ci impediscono di raggiungere tale meta, per cui impieghiamo tutte le nostre energie per difenderci dagli altri ma soprattutto da noi stessi.

131

Abbiamo paura di guardarci dentro per non vedere le cose che non ci piacciono, allora le proiettiamo sugli altri e questo genera sentimenti negativi quali frustrazione, rabbia, invidia, sentimenti che non lasciano spazio per imparare, comprendere e adottare abitudini che possano migliorare la qualità della nostra vita.

James Joyce ha detto: "La vita è come un'eco: se non ti piace quello che ti rimanda, devi cambiare il messaggio che invii".

Modi di pensare, abitudini e comportamenti

Avere il proprio "locus of control" al di fuori di sé stessi. In pratica evitare di assumersi qualsiasi responsabilità dando la colpa dei propri fallimenti, dei propri errori e della propria infelicità a tutti e a tutto.

Criticare gli altri. Una bassa autostima porta a criticare gli altri, ma gli altri non sono altro che il riflesso di noi stessi, per cui in pratica critichiamo noi stessi.

Pensare di sapere tutto. Non preoccuparsi di conoscere, di conoscersi, di imparare dagli altri, smettendo pertanto di crescere. Una frase famosa detta da Socrate davanti a una giuria che deve giudicarlo per il suo filosofare è stata: "Più so e più so di non sapere", mentre il motto di chi pensa di sapere tutto è: "Più non so e più so di sapere".

Invidiare gli altri e gioire dei fallimenti altrui. Costituisce una specie di riscatto per i propri fallimenti. Come si suol dire: "Mal comune, mezzo gaudio". Questo ci fa sentire nella norma e ci dà un'apparente gratificazione, ma senza ammetterlo nemmeno a noi stessi.

Non conoscere i propri valori. Quando non riusciamo a sapere chi siamo e cosa vogliamo dalla vita ci affidiamo al caso. Per vivere bene e non solo sopravvivere dobbiamo essere protagonisti della nostra vita. Questo può accadere solo se ci guardiamo dentro senza raccontarci balle, mettendo a nudo le nostre debolezze e scoprendo i nostri punti di forza.

Evitare di agire. Restare inermi, aspettando che gli eventi possano cambiare il corso della nostra vita. Come dice un vecchio adagio: "Chi non risica non rosica".

Provare rabbia. Provare rancore verso gli altri per le proprie difficoltà, non riuscire a perdonare gli altri, ma in realtà non si perdona sé stessi. È un sentimento che fa male solo a chi lo nutre. Soltanto lasciando andare la rabbia ci si può liberare della sofferenza.

Modificare la realtà. Cambiare la versione dei fatti, che diventano reali per avere conferma della propria verità. Mentire per giustificare storie inesistenti, finché la mente crea una realtà alternativa conforme alle proprie aspettative. "Diventi quello che pensi, consapevole o no che tu lo sia, succederà" (dal libro di Wayne W. Dyer).

Criticare e giudicare. Parlare male, giudicare ed essere offensivi nei confronti degli altri deriva dalle stesse ferite subite nell'infanzia. Chi danneggia è stato danneggiato.

Sentirsi privi di sostegno. Dover sopportare tutto il peso del mondo senza un aiuto, lamentarsi senza far nulla per cambiare le cose, vivendo nell'ansia continua. In realtà il peso è dato solo dalla propria mente carica di preoccupazioni.

Temere il cambiamento. Sentirsi al sicuro chiusi in un proprio guscio, evitando rischi e difficoltà, ma in questa pseudo sicurezza si perde la propria autostima (leggere *Chi ha spostato il mio formaggio?* di Spencer Johnson).

Essere pigri. Non fare quello che costa impegno e passare molto tempo occupandosi di cose effimere, come la tv o chattare sui social media. Bisogna saper usare al meglio quello che si ha a disposizione e questo fa di ognuno di noi una persona ricca e felice.

Non conoscere la gratitudine. L'ingratitudine è un sentimento che più o meno alberga in ognuno di noi e tutti prima o poi ci lasciamo andare a questo sentire.

Il Talmud (testo sacro della religione ebraica) recita che essere ingrati è peggio di rubare; Goethe paragona l'ingratitudine alla debolezza, alla mancanza di virtù, e Cicerone, il grande filosofo romano, ha paragonato la mancanza di gratitudine alla dimenticanza. Niente di più attuale visto come oggi, oberati dallo stress quotidiano a cui siamo sottoposti, facciamo fatica a ricordare anche di coltivare i rapporti. L'ingratitudine è non avere tempo per gli altri a meno che non si abbia bisogno di qualcosa.

Pensare che tutto sia dovuto e non essere mai soddisfatti, avere difficoltà a dare, non solo in senso materiale, e non accettare di sentirselo dire perché la verità fa troppo male. Sul piano relazionale l'ingratitudine genera dolore, rabbia, sfiducia, sconforto e a volte aggressività in coloro che invece di essere ringraziati si sentono disprezzati e offesi dall'ingratitudine altrui.

Dalle ricerche di M. McCullough dell'Università della California e pubblicato sul *Journal of Happiness Studies*, emerge che la capacità di gratitudine aumenta il livello di vitalità, incrementa le emozioni positive e costituisce una protezione da stress e depressione. Secondo queste ricerche la gratitudine funziona come una sorta di prevenzione in quanto migliora il ritmo cardiaco, incrementa la produzione di ormoni che rallentano il nostro invecchiamento, migliora le nostre facoltà cognitive e rafforza il sistema immunitario.

Vivere bene con sé stessi e con gli altri
Tutti abbiamo dei difetti, nessuno escluso. Dobbiamo accettarci e amarci per come siamo, qualsiasi sia la nostra etnia, la nostra storia, il nostro corpo, il nostro modo di essere.

Per essere felici dobbiamo imparare dai bambini, essi possono insegnarci a vivere nel qui e ora, a non avere rancore, ad essere contenti senza motivo, essere sempre occupati con qualche cosa, pretendere con forza quello che si desidera e soprattutto che... tutto è possibile. A questo proposito mi viene in mente un libro di Robert Fulghum intitolato *Tutto quello che mi serve sapere l'ho imparato all'asilo*.

Voglio ora stilare una sorta di decalogo (anche se si tratta di 13 regole):

1. *Non farsi sensi di colpa*. Il senso di colpa è una reazione naturale della nostra psiche che serve a farci sentire responsabili dei nostri comportamenti sbagliati o delle nostre omissioni e non ci dà tregua finché non facciamo qualcosa per rimediare.

In questo caso possiamo definire il senso di colpa come danno arrecato. Purtroppo, molto spesso, i sensi di colpa sono immotivati, nel senso che non derivano da danno arrecato, ma semplicemente da retaggi religiosi, educativi e sociali che vanno ad alimentare vissuti dolorosi, di inadeguatezza e bassa autostima.

La paura di non essere buoni, di non essere accettati non ci fa essere ciò che siamo e non ci fa essere capaci di dire di no. A volte chi stimola in noi il senso di colpa lo fa per poterci manipolare, senza rendersi conto che questo tipo di controllo suscita anche un'immensa rabbia.

Solo liberandoci dai sensi di colpa possiamo farci veramente conoscere e amare per quello che siamo e sentirci finalmente liberi e veri. Inoltre, non bisogna farsi sensi di colpa per errori commessi nel passato.

Il passato è passato e se abbiamo preso decisioni in quel momento vuol dire che era giusto così; invece di flagellarsi bisogna imparare da quell'esperienza e andare avanti e pensare che siamo ciò che oggi siamo grazie anche a quell'esperienza negativa.

L'alternativa a punirci è quella di incolpare gli altri dei nostri problemi e creare dei capri espiatori.

2. *Saper comunicare*. Coloro con i quali ci relazioniamo a volte commettono degli errori che possono ferirci. In questo caso la cosa migliore da fare è affrontare il problema parlandone per far sapere all'altro come ci sentiamo.

È importante saper scegliere le parole con cura. Invece di dire: "Sei sempre scortese", è più opportuno dire: "Il tuo comportamento scortese mi ferisce".

La prima frase suona come un'accusa e una generalizzazione, per cui l'altro non ama sentirsi apostrofare in modo negativo e in più non riconosce di esserlo sempre, si mette sulla difensiva e questo può dare inizio a una lite. La seconda frase, invece, colpisce molto di più perché genera empatia e probabilmente un senso di colpa per aver ferito l'altro, per cui l'atteggiamento sarà meno aggressivo.

3. *Prendersi cura di sé.* Sembra una cosa scontata ma non è proprio così. Ci prendiamo cura del nostro corpo, e non sempre, quando stiamo male oppure per una questione estetica, di forma. Stessa cosa vale per la nostra vita emotiva, ce ne curiamo solo quando non ne possiamo fare a meno, perché la sofferenza ci fa correre ai ripari.

Purtroppo retaggi religiosi ci hanno inculcato l'idea che dedicarci a noi stessi è un atto egoistico, una perdita di tempo nei confronti dei doveri quotidiani e questo genera sensi di colpa.

In più, il vivere frenetico della vita moderna, improntato sulla velocità e superficialità non permette di dedicare tempo a riflettere su quello che ci capita a livello emotivo. Si preferisce assumere una pillola piuttosto che dare al sintomo la possibilità di essere ascoltato, precludendoci pertanto la possibilità di trovare la soluzione.

Dedicarci a noi stessi anche quando stiamo bene ci farà stare meglio, e questo ci darà la possibilità di potenziare le nostre risorse nei momenti di difficoltà. Ai miei pazienti dico sempre che avere un sano egoismo non solo è doveroso ma ci evita di raccontarci la balla del "sono troppo buono".

Nessuno al mondo è "troppo buono" e quando non siamo egoisti è solo perché non abbiamo il coraggio di dire di no e mostrare le nostre debolezze. Quando l'essere umano dà qualcosa ne vuole un'altra in cambio, è la legge del "do ut des" (io do a te affinché tu dia a me), per cui anche il genitore che fa i "sacrifici" per il figlio pretende comunque da lui amore e rispetto.

L'altruismo, che equivale a dire amore incondizionato, certamente esiste, ma è un affare che compete ai santi e agli eletti.

4. *Preoccuparsi meno dell'opinione degli altri.* L'insicurezza porta spesso a fare dei paragoni con chi crediamo sia meglio di noi e già questo, oltre a farci star male, ci rende perdenti in partenza.

Se ci paragoniamo continuamente agli altri, desiderando che la nostra vita, il nostro aspetto fisico, la nostra famiglia e il nostro partner siano come quelli di qualcun altro, l'unico sentimento che proveremo sarà l'invidia.

Avere dei valori di riferimento con cui misurarsi può essere stimolante, ma farlo con il tarlo dall'invidia che ci corrode è distruttivo. Siamo unici e irripetibili per cui ognuno di noi ha i suoi pregi, i suoi difetti, i suoi obiettivi, i suoi desideri che non sono né meglio né peggio di quelli degli altri.

Quando l'insoddisfazione ci porta a vivere la vita degli altri, stiamo distruggendo la nostra. È sempre meglio essere originali che una bella copia di qualcuno.

5. *Non giudicarsi.* Noi siamo i peggiori giudici di noi stessi e ci comportiamo come se fossimo i nostri più acerrimi nemici. Spesso si tratta di giudizi crudeli, esigenti, distruttivi (esempio: sono inadeguato, cattivo, incapace, brutto, stupido, non faccio mai nulla di giusto ecc.). Nutrire le nostre insicurezze e le nostre fragilità, oltre a farci star male, ostacola il nostro cambiamento. Spesso questo schema cognitivo riguardo il modo di giudicarci lo apprendiamo

sin da piccoli, quando per esempio un genitore ci sgridava per qualcosa che riteneva erroneamente sbagliato, in pratica venivamo condizionati dal giudizio altrui e a causa di ciò ora siamo noi a dirci di essere sbagliati.

6. *Accettare le proprie debolezze.* Viviamo in un mondo dove dobbiamo a tutti i costi primeggiare sempre e comunque in ogni campo: nel lavoro, nello studio, nello sport, nei rapporti. Dobbiamo dare l'idea di essere forti, con una salute di ferro, con un carattere deciso, una memoria infallibile, insomma non avere alcun genere di problema.

Ma perché abbiamo bisogno di indossare questa maschera per sembrare perfetti? L'imperfezione è qualcosa da cui prendere le distanze, perché ci fa sentire fragili, insicuri, vulnerabili, quindi non accettati, esclusi.

È luogo comune pensare che ammettere le proprie paure, le proprie fragilità significhi avere un carattere poco forte, per cui ci odiamo per quello che non ci piace e permettiamo agli altri di criticarci per quello che agli altri non piace di noi, quindi per piacere cerchiamo di cambiare, di snaturarci.

Se solo capissimo che ammettere le nostre debolezze è invece un segno di forza, non avremmo più bisogno di indossare la maschera dei supereroi.

Imparare ad accettare i nostri difetti e le nostre mancanze, ci aiuterebbe a stare meglio con noi stessi e con gli altri, perché se riusciamo a perdonare i nostri errori, sicuramente sapremo accettare anche gli altri per quello che sono, ad amarli per quello che sono e non per quello che vorremmo fossero, e migliorare così le nostre relazioni.

7. *Uscire dalla zona di comfort.* Donald Walsch, una specie di guru spirituale, ha detto: "La tua vita inizia dove finisce la tua zona di comfort".

Cosa vuol dire? Semplicemente che se vogliamo raggiungere degli obiettivi, migliorare noi stessi, imparare cose nuove, dobbiamo uscire dai nostri schemi, dalle nostre abitudini e accettare tutte le difficoltà, il malessere e le scomodità che ne conseguono.

Quando siamo nella zona di comfort, siamo molto tranquilli e rilassati ma ci manca quello stimolo necessario a dare il meglio di noi stessi. Tutte le persone di successo hanno avuto il coraggio di uscire dalla loro zona di comfort, anche se hanno dovuto affrontare fatica, insicurezza e stress.

Lo stress in questo caso serve a migliorare le nostre prestazioni perché aumenta la lucidità e la concentrazione, non facendoci perdere di vista l'obiettivo. Attenzione, però, a non superare i livelli di sicurezza: troppo stress porta a uno stato di ansia e ad avere paura. Se queste due emozioni prendono il sopravvento, si ottiene l'effetto contrario, si ha confusione, difficoltà di concentrazione e calo delle prestazioni, in pratica si entra nel pallone.

8. *Vivere nel qui e ora.* L'unica cosa costante della vita è il cambiamento. Una volta capito questo non dobbiamo più preoccuparci di quello che succederà, tanto quello che deve accadere accadrà.

Siamo costantemente occupati a rimuginare sul passato e a preoccuparci del futuro, ma non viviamo quello che è il presente. Ci sfugge l'attimo, quello che potrebbe farci felici e che invece non notiamo perché in tutt'altre faccende affaccendati.

Il passato è passato e non possiamo modificarlo, il futuro non lo conosciamo, ma in esso riponiamo tutti i nostri desideri, le nostre aspettative e i nostri obiettivi. Possiamo però essere certi di una cosa: quello che saremo domani lo determiniamo oggi, pertanto viviamo l'oggi e facciamolo nel miglior modo possibile.

Tutta l'infelicità deriva da cose che sono successe nel passato: una cattiva relazione, un errore in affari, un problema nell'infanzia, siamo arrabbiati anche per cose che sono successe anni e anni fa.

Le persone si innamorano della propria sofferenza. Una frase di Buddha recita: "Il dolore è inevitabile, ma la sofferenza è una scelta", noi invece decidiamo di soffrire perché ci innamoriamo delle nostre esperienze infelici continuiamo a rimuginare su di esse. Ci lamentiamo con gli altri: "Guarda la mia infanzia, il mio rapporto, il mio capo", ci innamoriamo della sofferenza e la mettiamo sulla bancarella del nostro mercato.

Ho imparato che più energia dedichiamo agli eventi del passato, meno ne avremo per dedicarci al futuro e in più diventiamo tristi, deboli e indifesi. Cosa possiamo fare del passato? Possiamo imparare dal passato e diventare più forti, più intelligenti.

Nel *Libro dei Sogni* dei Maori (indiani d'America) c'è una frase bellissima: "Volta il viso vero il sole e le ombre cadranno dietro di te".

9. *Superare il rancore*. I sentimenti negativi fanno male solo a chi li nutre, perché odio e rancore portano anche molto dolore. Il rancore è un sentimento che nasce da un misto di rabbia e desiderio di vendetta ed è la conseguenza di un torto subìto.

Quello che ci induce a nutrire tali sentimenti negativi è l'errata convinzione che gli altri possano così capire quanto ci hanno fatto del male ed esserne a loro volta feriti.

Recenti studi hanno messo in evidenza che il rancore ci rende molto vulnerabili, per cui abbandonare completamente la rabbia, lo sconforto è molto più salutare e ci fa sentire più liberi perché dimostriamo di avere rispetto per noi stessi, prendiamo distanza dalle frustrazioni e ci avviciniamo alla felicità.

Anche se sembra impossibile non essere risentiti e arrabbiati verso chi ci ha ferito, dal dolore si può fuggire, senza perdere tempo a trovare il modo di rendere "pan per focaccia" a chi ci ha fatto del male.

Bisogna lasciare andare, liberarsi del fardello della rabbia, del risentimento, pertanto perdonare, ma se non vogliamo usare un termine con una valenza religiosa, allora utilizziamo superare: andare oltre è possibile se non si vuole finire schiacciati sotto il peso del proprio risentimento.

Ma superare, andare oltre non vuol dire cancellare il torto subìto, non abbiamo il dono dell'oblio e chi ci ha ferito non può evitare di prendersi le proprie responsabilità.

10. *Essere grati per ciò che si ha.* "L'erba del vicino è sempre più verde". Questo vecchio detto sta a indicare che non siamo mai soddisfatti di ciò che abbiamo, che stiamo sempre ad aspettarci qualcos'altro e questo ci rende tristi perché tale atteggiamento ci fa credere che ci manchi sempre qualcosa.

Il problema sta nel fatto che la nostra mente, per evitare i pericoli dell'ignoto al fine di garantire la nostra sopravvivenza, tende a vedere di ogni cosa soprattutto gli aspetti negativi e le carenze.

Non possiamo controllare ciò che ci capita, ma possiamo certamente controllare le nostre reazioni. "Le persone più felici non sono necessariamente coloro che hanno il meglio di tutto, ma coloro che traggono il meglio da ciò che hanno. "La vita non è una questione di come sopravvivere alla tempesta, ma di come danzare nella pioggia" (Khalil Gibran).

147

11. *Avere una mente aperta*. Non è facile avere una mente aperta perché questo richiede essere disposti al cambiamento, a fare nuove esperienze e ad adottare nuove idee, ad abbandonare i pregiudizi e a cambiare le proprie convinzioni con le quali ci si identifica.

Alcuni la definiscono elasticità mentale perché le persone con questa caratteristica non si fermano alle apparenze, ma vanno oltre, sono curiose e in grado di liberare la propria testa da idee preconcette e sperimentare nuovi modi di pensare e di agire.

Quali sono le caratteristiche di una persona con una mente aperta? La *tolleranza*, essere cioè disposto ad accettare senza critica il modo di esser degli altri; la *disponibilità*, essere disposti ad ascoltare il parere degli altri; l'*umiltà*, ascoltare gli altri senza peccare di presunzione e prendere in considerazione i suggerimenti altrui.

La *capacità di adattamento*, essere in grado di cambiare le proprie idee o il proprio comportamento quando nuove situazioni lo richiedono; lo *spirito d'iniziativa*, disponibilità a provare nuove idee, nuovi sistemi, nuovi modi di affrontare i problemi; *accettare la diversità,* essere disposti ad accettare le differenze e le imperfezioni.

Questo ci rende migliori, rinforza la nostra autostima perché ci aiuta a eliminare quel disagio che si prova nei confronti di chi è diverso, disagio che nasce dal voler negare l'esistenza delle differenze o a esorcizzarle perché non sappiamo come conviverci.

Quando nella nostra società si parla di integrazione non è altro che falso buonismo, un modo ipocrita di interagire con chi è diverso.

12. *Semplificarsi la vita*. Significa ridurre lo stress, che ormai è diventato una presenza costante nella nostra esistenza, e prendere quei provvedimenti che ci consentono di riprendere il controllo della nostra vita.

Ognuno troverà il suo modo, a seconda del suo carattere e delle sue esigenze. Non è necessario apportare cambiamenti radicali alla Robinson Crusoe, ma anche piccoli cambiamenti allo stile di vita quotidiano possono essere motivo di grande soddisfazione perché rappresentano i primi passi verso la meta.

È importante però riflettere su ciò che vuol dire vita semplice. Sono molte le cose che ci possono complicare la vita, cose che vanno da una casa troppo grande, da un'auto costosa da mantenere alle troppe ore di lavoro, dal non avere tempo per la famiglia, per gli amici o per sé stessi, all'avere troppo e di conseguenza non sapere cosa scegliere.

Anche se nell'epoca in cui viviamo è difficile evitare tutte le complicazioni, possiamo sicuramente imparare a fare un lavoro di selezione, per esempio tolte le complicazioni inevitabili, tipo le tasse, la politica, i disastri naturali, per tutto il resto cerchiamo di fare del nostro meglio per semplificare o, se possibile, eliminare del tutto.

Per cui, possiamo cambiare lavoro, liberarci del superfluo, scremare i rapporti sociali, affrontare i problemi personali. Per fare questo occorre superare uno dei maggiori ostacoli che ci impediscono di avere uno stile di vita più semplice: la riluttanza al cambiamento o peggio l'incapacità di cambiare i nostri atteggiamenti.

13. *Essere ottimisti.* A cominciare da Freud molti psicologi e psichiatri del mondo lavorano prevalentemente aiutando la gente a gestire le cose che non vogliono, tendendo a ricercarne l'origine in eventi accaduti nel passato e in figure a cui attribuirne la responsabilità: i genitori, i parenti, la prima moglie o il marito, il collega, il datore di lavoro, l'amico.

Dare la colpa genera solo emozioni negative, stress, infelicità, evitando così di fare assumere le dovute responsabilità. Le emozioni negative indeboliscono e non fanno agire, quelle positive fortificano, aumentano la forza della voce, influenzano il linguaggio del corpo, fanno essere più positivi, più felici e permettono di avere maggiore influenza sugli altri.

L'essere in forma dal punto di vista mentale è la vetta più alta che l'essere umano possa raggiungere, ma per farlo bisogna esercitarsi a pensare come gli ottimisti. Le ricerche hanno riscontrato che l'ottimismo è il più importante elemento predittivo per il successo, ma non solo.

Da un esperimento effettuato presso il Dipartimento di Psicologia dell'Università di New York, con l'utilizzo della risonanza magnetica funzionale, è emerso che i pensieri positivi influenzano le aree del nucleo cingolato e l'amigdala, strutture del cervello collegate all'ottimismo. Non a caso, studi precedenti hanno evidenziato nel cervello dei depressi anomalie strutturali e funzionali proprio in queste zone.

Gli ottimisti pensano e parlano di quello che vogliono e di come ottenerlo, si sentono più forti e cercano il buono in tutte le situazioni. Vanno sempre alla ricerca dei valori che ci sono in tutte le difficoltà e partono dal presupposto che ogni problema presenta una o più lezioni di valore, pensano soprattutto che il problema sia un dono.

Anche se molto difficile per la maggior parte di noi vedere i problemi come tali, immaginiamo per un istante che una potenza straordinaria dell'universo voglia per noi successo e felicità.

Questa potenza ci conosce molto bene e sa che prima di raggiungere lo scopo abbiamo assolutamente bisogno di imparare una lezione. Sa anche che non impareremo mai se prima non abbiamo sperimentato la sofferenza, che può essere a livello emotivo, finanziario o fisico.

Quello che dobbiamo fare è concentrarci sul problema e dire cosa ci può insegnare. Dobbiamo scavare sempre più in profondità e a mano a mano sapremo qual è la vera lezione: operare un cambiamento nella nostra vita.

Sappiamo bene qual è quel cambiamento, ma a causa della *comfort zone* poniamo resistenza a quella verità, non ne vogliamo sapere perché, se accettiamo di ascoltare la risposta giusta, proveremo un grande malessere.

Se invece abbiamo fiducia nella nostra intuizione e abbiamo l'onestà intellettuale di scavare abbastanza a fondo, troveremo lì la chiave per risolvere tutti i nostri problemi e avere il successo che desideriamo.

La domanda che dobbiamo porci è questa: voglio imparare subito la lezione o impararla più tardi e continuare a soffrire? Non si può proseguire sulla strada del futuro se siamo ancorati a qualcosa che non abbiamo risolto nel passato. Gli ottimisti non si soffermano sul passato, sono impegnatissimi ad agire e quando si agisce positivamente si diventa una persona positiva.

Peraltro, la mente può trattenere un solo pensiero alla volta: o un pensiero negativo oppure uno positivo, quindi quando la nostra mente è impegnata per il raggiungimento degli obiettivi avremo solo pensieri positivi.

Nel ripetere un'azione si sviluppa un'abitudine, quindi, se ci concentriamo continuamente su quello che vogliamo e come ottenerlo, diventiamo positivi e ottimisti.

Gli ottimisti vogliono sempre provare cose nuove perché si sentono di poter controllare il proprio mondo ma, anche se la maggior parte delle cose che proveranno non funzionerà, imparano da ogni errore. Hanno certamente paura, ma questo non li frena come frena gli altri, spingono per andare avanti, provano mille strade e la regola è: fare più errori possibili per imparare più velocemente possibile.

Imparano molte più cose, e più cose imparano più strumenti avranno; sono perseveranti, non mollano proprio perché si aspettano di avere successo. Gli ottimisti usano la legge della probabilità a loro vantaggio, legge scoperta da un monaco svizzero trecento anni fa.

Questa teoria insegna che c'è la probabilità che un evento si possa verificare, che ci sono parametri di vario genere che possono prevedere tale probabilità e che noi possiamo influenzare queste probabilità. Se vogliamo accaparrarci un posto in prima fila per uno spettacolo teatrale, ci procureremo i biglietti il primo giorno di emissione. Avremo così avuto un impatto positivo sulle probabilità.

I deboli pensano che i risultati si raggiungano con l'intervento della fortuna, ma non sanno che fare tantissime cose aumenta le probabilità di avere quello che vogliamo. Le persone che sono ai vertici ci arrivano perché studiano ogni sera invece di guardare la tv. Chi riceve una promozione non è che ha avuto la "fortuna con la C maiuscola", ma ha studiato la notte, ha fatto i corsi ogni fine settimana.

Chi raggiunge i suoi obiettivi non si affida alla fortuna, crede nelle probabilità e sa esattamente quello che vuole, impara di più, fa più tentativi, persiste più a lungo, solo facendo queste cose aumentano drasticamente le probabilità di successo.

I miliardari che si sono fatti da sé hanno lavorato almeno il doppio di quanto lavora una persona media, la quale spreca il 50% nello stare al telefono, al computer o a chattare. Invece coloro che sono al top pianificano il proprio lavoro e si mettono a farlo per tutto il giorno, ottenendo dunque molti più risultati.

Sono più apprezzati e quindi progrediscono in maniera molto più rapida. Qualcuno la chiama fortuna! No, non è fortuna. Queste persone hanno semplicemente fatto tutto quello che bisognava fare per procedere più rapidamente possibile verso la meta.

Dove siamo e quello che siamo sono il risultato dei nostri pensieri e delle nostre azioni. C'è una sola cosa che possiamo controllare al 100% nella nostra vita: quello che scegliamo di pensare, e questo è l'unico controllo che ci serve. Non possiamo controllare i problemi economici del nostro Paese o il modo di comportarsi degli altri, ma possiamo controllare il nostro pensiero. Quindi possiamo cambiare la nostra vita cambiando il modo in cui pensiamo.

Capitolo 8:
La psicoterapia: pregi e difetti

Perché le terapie a volte non funzionano

Sono diversi i fattori per cui una terapia non funziona anche dopo anni di trattamento.

Molte persone sono convinte che per fare psicoterapia sia sufficiente parlare dei propri problemi stando seduti di fronte a un esperto di salute mentale e che questi, per una sorta di magia o qualche altra diavoleria del genere, possa farle guarire: in pratica si aspettano dei miracoli. Non funziona così.

Seguire un percorso psicoterapeutico necessita, per prima cosa, di un serio coinvolgimento, una partecipazione attiva e un impegno, da parte di chi richiede aiuto, a elaborare gli strumenti che passo dopo passo il terapeuta mette a disposizione per la soluzione dei problemi. In pratica serve agire oltre che parlare.

Altro fattore importante è una buona alleanza terapeutica, responsabile del 50% del successo del processo terapeutico.

Quando per la prima volta vedo un paziente, lo informo che per intraprendere un percorso terapeutico sono necessarie due condizioni affinché una terapia possa avere luogo:

1. *Che lo voglia veramente*, nel senso che senta la necessità di mettersi in discussione e sia pronto a effettuare dei cambiamenti nella sua vita. Per raggiungere tale scopo deve necessariamente impegnarsi con una partecipazione attiva.

2. *Che gli piaccia chi ha di fronte*, cioè il terapeuta. Se così con è, se solo pensa di avere delle perplessità o delle antipatie, non solo la terapia non funziona, ma perderebbe tempo e danaro. In questo caso suggerisco ai miei pazienti di "scappare via a gambe levate" perché, ripeto, l'alleanza terapeutica è responsabile del 50% del successo di una terapia.

In pratica, chi intraprende una terapia e ha superato il test delle due condizioni, già alla fine della prima seduta deve pensare: "Qui mi sento al sicuro, questa è la persona giusta che può aiutarmi a risolvere i miei problemi". Questo lo indurrà ad aprirsi e permettere al terapeuta di aiutarlo. Durante la mia esperienza lavorativa non ho mai visto nessuno scappare via, sono sempre tornati.

Volete sapere perché, non perché io sia speciale oppure perché riesca a operare una sorta di ipnotismo o di incantesimo, semplicemente perché le persone, forse per la prima volta, si trovano davanti a qualcuno che le induce ad assumersi la piena e libera responsabilità della loro scelta.

La psicoterapia oggi è principalmente basata sull'insegnamento e sul conseguente apprendimento da parte del paziente di strategie, con l'obiettivo di ristrutturare gli schemi cognitivi bloccati da esperienze traumatiche che creano condizionamenti disfunzionali.

Conseguentemente sostituire, attraverso l'acquisizione di nuove capacità, le vecchie abitudini negative con comportamenti maggiormente adattativi, più produttivi e funzionali al benessere.

A proposito di insegnamento, una volta una mia paziente mi ha telefonato perché non poteva venire all'appuntamento dicendomi: "Dottoressa, mi dispiace, oggi non posso venire a lezione".

In effetti fare terapia, come la intendo io, non è solo risolvere il sintomo, con o senza farmaco, ma insegnare ai pazienti una nuova filosofia di vita, più costruttiva e più felice, dando strumenti per affrontare non solo i problemi contingenti, ma anche aiutarli a costruire quella sicurezza per affrontare tutti quelli che in futuro la vita potrebbe riservare loro.

Per raggiungere gli obiettivi, una psicoterapia dev'essere continuativa, nel senso che richiede, oltre a una partecipazione attiva e costante alle sedute, anche lo svolgimento dei compiti a casa da fare tra una seduta e l'altra e apprendere così un sistema per imparare a riconoscere e gestire le proprie emozioni e altro ancora.

Uno dei compiti più importanti è "l'ABC delle emozioni", di cui ho già parlato, che consiste nel tenere un diario dove vengono riportate di volta in volte le emozioni negative, i pensieri e le situazioni.

Dico che è uno dei compiti più importanti perché riconoscere le proprie emozioni e imparare a gestirle, aiuta a vedere cosa succede dentro di noi e ad agire con maggiore consapevolezza; il primo passo verso la costruzione di un maggiore equilibrio interiore, presupposto per una vita più serena.

Daniel Goleman ha scritto: "Quanto più siamo aperti verso le nostre emozioni, tanto più abili saremo nel leggere i sentimenti altrui".

Altro problema è quello delle psicoterapie a tempo determinato. Non fidarsi mai di coloro che mettono un limite di durata, che può andare dalle dieci alle venti sedute o poco più. La terapia non può essere fatta a pacchetti preconfezionati, deve necessariamente essere, come dicono gli inglesi, "tailored", cioè tagliata su misura per il paziente.

Ogni essere umano è diverso dall'altro, ha le sue peculiarità, i suoi tempi e le sue capacità di apprendimento, il suo modo di reagire, fattori che influiscono sulla durata della terapia che, pertanto, può variare a seconda dei casi.

La psicoterapia non è come seguire un corso, dove alla fine ci sarà chi ha appreso e chi no. La terapia non può funzionare così, non può essere messo un limite entro il quale il paziente deve guarire, o peggio, se guarisce bene altrimenti sono affari suoi.

Se un paziente mi chiede quanto dura la terapia, rispondo che non farei un buon lavoro se stabilissi una durata, perché ognuno ha i suoi tempi che non posso assolutamente conoscere a priori, ma che questi dipendono in larga misura dalla sua volontà di guarire, dal suo impegno per riuscirci e dal fatto che pensi di essere nel posto giusto, con la persona giusta.

Un'altra cosa che il paziente tende a fare è quella di delegare le responsabilità delle proprie azioni al terapeuta, magari travisando indicazioni date e giustificando le proprie decisioni o comportamenti sbagliati dicendo "me lo ha detto il terapeuta".

Un bravo terapeuta deve sempre prevenire questo comportamento, non deve fornire soluzioni, ma indicazioni e sollecitare il paziente non solo a trovarle, ma a fare in modo che se ne assuma la piena responsabilità. Questo è il solo modo per farlo "crescere".

In più la terapia è un processo personale di crescita per cui la persona che ne ha bisogno deve mantenere il riserbo riguardo le sedute. In genere i pazienti sono indotti dai familiari a riferire quanto detto in seduta. La domanda tipica è questa: "Cosa ti ha detto il dottore?

Questo atteggiamento comporta due rischi: il primo è quello di generare malintesi, in quanto alcune cose dette fuori dal contesto possono assumere un diverso significato; il secondo è quello di esporre la persona a rischio di critiche. Nel mettere a nudo i propri punti deboli si corre il pericolo che questi possano, con molta probabilità, diventare oggetto di manipolazione futura da parte della persona alla quale sono state fatte tali rivelazioni.

Perché c'è una resistenza alla cura psicologica

Da autorevoli studi epidemiologici è stato rilevato che i disturbi mentali più comuni, in Italia e nel resto dei Paesi civilizzati, siano la depressione e le fobie e che a soffrirne siano di più le donne rispetto agli uomini.

Quello che è anche emerso da questi studi è che purtroppo quello che si conosce è solo la punta di un iceberg in quanto, come dicevo in precedenza, curarsi presso gli specialisti rappresenta l'ultima spiaggia, per cui nella realtà si assiste sempre di più a un crescendo del male di vivere e a uno spostamento del proprio *locus of control*, o senso di responsabilità, verso l'esterno.

Si incolpano gli altri o il fato per ciò che ci accade, evitando perciò qualsiasi presa di coscienza e una conseguente azione, creando un circolo vizioso dal quale è difficile uscire.

Riportare il senso di responsabilità dentro di sé vuol dire avere un potere enorme: il potere e la libertà di decidere della nostra vita, di quello che ci accade e di quello che vogliamo accada.

Quando diamo la responsabilità agli altri o agli eventi, diamo a questi anche il potere assoluto di governarci, senza avere la possibilità di modificare nulla. Noi invece abbiamo il potere di fare qualsiasi cosa vogliamo per noi stessi, di cambiare le situazioni e anche noi stessi.

Per dirla con una frase di Nelson Mandela: "La nostra paura più profonda non è di essere inadeguati. La nostra paura più profonda è di essere potenti oltre ogni limite… Il coraggio non è la mancanza di paura, ma la consapevolezza che c'è qualcosa di molto più importante della paura stessa".

Le ragioni di questo stato di cose possono essere ricondotte ad alcuni fattori limitanti quali la mancanza di un'adeguata conoscenza, i tabù e la mancanza di comprensione della malattia mentale.

1. *La mancanza di conoscenza*: data la relativa nuova sfera di interesse, le conoscenze in campo di salute mentale sono state finora prerogativa degli addetti ai lavori.

Inoltre, sono pochi i medici che si preoccupano di spiegare ai pazienti il perché e il come della malattia di cui soffre e di illustrare come agiscono i farmaci assunti, perché vengono dati e quali possono essere gli effetti collaterali e i limiti.

In pratica, istruire il paziente al fine di migliorare la sua consapevolezza, renderlo responsabile della sua salute e aumentare la sua compliance, cioè la sua adesione alla terapia prescritta. Spiegare anche che l'assunzione incongrua o la sospensione dei farmaci è molto pericolosa e porta a rischio di ricadute.

Per esempio è molto importante fornire al paziente informazioni sulla malattia mentale, spiegando che non si tratta di una netta separazione tra malattia e salute, ma di problemi o fenomeni più o meno presenti in tutti, allo scopo di "normalizzare" la sua esperienza.

Aiutare il paziente a dare una spiegazione alla natura dei suoi disturbi, attraverso il modello stress-vulnerabilità (eventi o situazioni stressanti verso i quali il paziente è particolarmente vulnerabile) per ridurre gli eventuali sensi di colpa e di vergogna e suggerire la messa in atto di strategie di *coping* o fronteggiamento.

2. *I tabù*: ancora oggi curare la mente è vissuto dal soggetto con una sorta di vergogna, cosa di cui non essere fieri e dagli altri come una debolezza del carattere: "Dai, perché non cerchi di reagire? Datti da fare e vedrai che ce la farai".

3. *Mancanza di comprensione* del disagio mentale da parte di coloro che sono accanto a chi soffre, soprattutto la famiglia, comporta un dover superare un'ulteriore barriera data dai limiti che la famiglia stessa pone attraverso critiche, se non una franca ostilità.

Ma i limiti sono solo negli occhi di chi guarda una persona e la vede diversa. Mentre si comprende che il proprio caro vada a farsi curare, per esempio per l'ipertensione, per il diabete, perché tali malattie comportano dei rischi sia per la propria salute sia per quella della collettività, con relative spese; di contro, oltre a non ritenere sufficientemente degno di attenzione chi soffre di un disagio psicologico, non si dà il giusto peso al fatto che anche la sofferenza mentale possa comportare simili disagi.

Non mi riferisco tanto al disagio mentale grave, quale le psicosi, ma a tutte le cosiddette nevrosi, molto più diffuse e altrettanto limitanti.

Luoghi comuni

I luoghi comuni non servono a nulla, tipo: "Pensa positivo, guarda dentro di te, la felicità è dentro di te, basta saperla tirare fuori".

La persona che sta ad ascoltare lì per lì pensa di aver trovato la soluzione ai suoi problemi, pensa pure che il terapeuta sia in gamba, ma uscito dallo studio si sente come prima, perso, perché non sa da dove cominciare, non sa cosa vogliono veramente dire quelle belle frasi, per cui si dirà: "Sì, va bene, tutto molto bello, ma come si fa?".

In pratica non sa cosa deve fare. Ecco, questo è un altro problema per cui le terapie non funzionano. Si parla per luoghi comuni e per generalizzazioni. Il paziente va portato per mano come si fa con un bambino, va aiutato passo passo a trovare la soluzione con un lavoro di maieutica socratica, aiutandolo a tirare fuori le sue risorse e insegnarli come sfruttarle.

È un lavoro questo che richiede tempo, dedizione e una buona alleanza terapeutica che, come già detto, da sola rappresenta il 50% del successo di una terapia. Solo in questo modo si potranno avere quei risultati che permetteranno alla persona di camminare con le proprie gambe e imparare una volta per tutte come si fa a lenire le proprie angosce e a risolvere i propri problemi. È come andare in bicicletta, una volta imparato, non si dimentica più.

È un bene o un male che ci siano così tanti tipi di psicoterapia?

Da cento anni a questa parte le psicoterapie sono letteralmente fiorite, ma non tutte sono di dimostrata efficacia scientifica. Nonostante ciò, il vantaggio di avere a disposizione tante modalità di intervento dovrebbe essere quello di offrire alle persone maggiori possibilità di scelta in base alle loro esigenze e alle loro difficoltà psicologiche.

Per contro, nella pratica, quando una persona decide di chiedere aiuto, scegliere tra la miriade di psicoterapie può essere non solo difficile ma addirittura scoraggiante, per cui si affida al primo terapeuta che capita, in genere a quello suggerito da qualche parente o amico, senza minimamente preoccuparsi dell'approccio terapeutico adottato.

Nella mia esperienza i pazienti non mi hanno mai scelto in relazione al mio approccio terapeutico ma, come ho già detto, solo per il passa parola perché, quando una persona sta male, quello che le preme è potersi affidare a qualcuno che possa aiutarla, a prescindere dall'approccio utilizzato.

E' poi compito del terapeuta istruire il paziente in merito e renderlo consapevole del tipo di percorso intrapreso.

Capitolo 9:
La violenza sulla donna

La violenza sulla donna è ancora oggi una delle maggiori piaghe sociali, purtroppo in costante aumento.

La scienza ha sempre studiato molto il fenomeno anche se quello che emerge è soltanto la punta di un iceberg in quanto chi ha questo problema tende a nasconderlo per paura, per vergogna o per ignoranza.

Nel mondo una donna su tre soffre una forma di violenza e quella subita dal proprio partner o padre costituisce la prima causa di morte e invalidità permanente per le donne di età compresa tra i 16 e i 44 anni, prima del cancro, degli incidenti stradali e della guerra.

Solo in Italia, nel 2018, ogni 72 ore una donna ha subito qualche forma di violenza. Quando si parla di violenza sulla donna si intende qualunque comportamento o abuso di potere che produca danni, sofferenza fisica, sessuale e psicologica, fino a volte alla morte.

Questi tipi di sofferenza possono manifestarsi isolatamente o tutti insieme. Tra le cause della violenza troviamo molte variabili tra cui: fattori socio-economici e ambientali, culturali, criminologici, accessibilità alle armi, influenza dei mass-media, oltre a elementi più personali.

L'abuso di sostanze, come la cocaina, aumenta il rischio di violenza e aggressività in persone cosiddette normali, rischio che raddoppia nelle persone con problemi psichiatrici.

Come si sente una donna vittima di violenza?

La donna che subisce violenza ha, generalmente, la tendenza a convincersi di essere colpevole e di meritare di essere maltrattata. Trova difficoltà a porre fine a un legame nel quale ha investito affettivamente per lungo tempo.

Accade dunque che, per non rovinare il legame affettivo e per non spezzare l'equilibrio all'interno del nucleo familiare, conceda altre possibilità all'abusante, fino a subire tali comportamenti per numerosi anni.

È importante che ogni donna tenga presente che lei non è un problema ma ha un problema. Però questo concetto non le è molto chiaro, in quanto i sentimenti nei confronti della persona che le fa del male sono spesso molto contrastanti. Se da un lato le creano sofferenza, rabbia, disagio e senso di colpa, può contemporaneamente provare amore, tenerezza e bisogno di stare accanto a colui che l'ha maltratta.

Tali sentimenti possono impedire alla donna di chiedere aiuto o di confidarsi con qualcuno mentre è importante che lei sappia che difendere il suo "carnefice" e assumersi la colpa di quanto accaduto è un meccanismo messo in atto per giustificare e tollerare la violenza subita.

Pertanto la donna deve capire che non è giusto che:

• Provi vergogna e senso di colpa per quello che le è successo.
• Pensi che nessuno possa crederle e capirla.
• Pensi di essere sbagliata con la convinzione di essere una cattiva mamma e una pessima moglie.
• Pensi di essere l'unica donna ad aver vissuto esperienze di questo tipo.

- Attribuisca la colpa a se stessa e provi molta rabbia nei propri confronti.
- Pensi che non ci siano possibilità di uscita dalla situazione.
- Ritenga che ciò che ha vissuto sia normale e faccia parte ormai della sua vita.
- Sia convinta di non poter vivere una vita senza di lui.
- Abbia paura che lui possa diventare ancora più violento se la relazione dovesse finire.
- Si preoccupi di cosa potrebbe succedere a lui se si scoprisse che le usa violenza.

Il contesto in cui è cresciuta una donna che non reagisce alla violenza

Una donna che non reagisce alla violenza è spesso vissuta in famiglie dove sia i rapporti tra i genitori che tra i genitori e i figli erano di tipo aggressivo, per cui una donna che cresce in tale contesto difficilmente saprà da adulta distinguere tra una relazione affettiva basata sull'accordo tra i partner da una in cui un partner predomina sull'altro.

In molti casi queste donne sono state adolescenti che hanno svolto una funzione di supporto alla madre in una relazione di coppia violenta o svalorizzante.

Sono uscite dalla fase adolescenziale con un'idea di riscatto: "Saprò fare quello che non è riuscita a fare mia madre, lo farò per lei e per me, il mio rapporto di coppia sarà diverso, avrò le cose che sono mancate a mia madre".

E anche: "Avrò un uomo che sarà diverso da come mio padre è stato con mia madre", ma è proprio questa loro ostinazione a "volercela fare" che inconsciamente fa scegliere partner con le caratteristiche paterne (a questo proposito è molto utile la lettura del libro di Robin Norwood *Donne che amano troppo*).

Le scuse di chi compie violenza

Chi usa violenza può giustificare il suo gesto in mille modi pur di non sentirsi responsabile. Eccone alcuni tra i più gettonati:

• Negare la propria responsabilità.
• Dire che ogni cosa che fa è manifestazione di affetto.

- Dare alla donna la responsabilità dell'accaduto e farla sentire colpevole.
- Accusarla di essere stata d'accordo e di non aver opposto alcuna resistenza.
- Convincerla a non parlarne con nessuno e a mantenere il segreto.
- Prometterle che non compierà mai più violenza nei suoi confronti.

Gli effetti della violenza sulla donna

La donna vittima di violenza subisce un trauma profondo con ripercussioni importanti sulla propria persona e nelle relazioni con gli altri.

Spesso la vergogna o il senso di colpa che prova dopo aver subito violenza la portano a chiudersi in sé e a vivere in silenzio e nell'isolamento sociale il malessere che sta provando, senza riuscire a trovare la capacità di chiedere l'aiuto degli altri.

Fronteggiare la violenza richiede molta forza, quella forza che molte donne, dopo la violenza subita, non riescono più a trovare.

Le reazioni alla violenza variano da persona a persona. C'è chi, per affrontare il dolore, beve alcolici, chi fa uso di droghe, di psicofarmaci o di entrambi. Questi, se apparentemente efficaci in un primo momento, possono avere in seguito ripercussioni negative sul proprio benessere psicofisico.

I primi segnali che più frequentemente si manifestano nella donna

- Ritiro sociale (paura e sfiducia verso gli altri).
- Apatia (diminuzione di interesse e piacere per quasi tutte le attività prima piacevoli.
- Perdita del desiderio sessuale.
- Instabilità dell'umore (tristezza e pianto incontrollato o al contrario euforia ed eccitazione senza motivo).
- Tensione e panico (ansia che si manifesta anche attraverso palpitazioni, vertigini, sudorazioni, tremori, sensazione di asfissia, dolori o fastidio al petto, nausea, derealizzazione (quello che ci circonda non sembra reale), depersonalizzazione (vedersi come al di fuori di sé stessi), paura di perdere il controllo o di impazzire.
- Difficoltà di concentrazione e ridotta capacità di prendere decisioni.

- Irritabilità e aggressività espressa sia con le parole, sia con il comportamento.

- Intolleranza alle frustrazioni (di fronte a ogni difficoltà, anche piccola, si ha una reazione esagerata).

- Disturbi del sonno (difficoltà ad addormentarsi o risveglio precoce al mattino ecc.).

- Sentimenti di inadeguatezza (paura di non essere all'altezza delle situazioni).

Disturbi psicologici che possono presentarsi nel tempo

È importante ricordare che i danni della violenza non necessariamente si manifestano contemporaneamente al periodo in cui la donna subisce i maltrattamenti, ma possono presentarsi anche a distanza di anni. Se non si chiede l'aiuto psicologico adeguato, il rischio è quello di sviluppare disturbi come:

- Attacchi di panico (sensazione di mancanza d'aria, palpitazioni, dolori o fastidi al petto, sensazione di soffocamento, paura d'impazzire o perdere il controllo).

- Fobie sociali (ansia che si presenta in determinate situazioni sociali che spesso vengono evitate).

- Disturbi alimentari (significativa riduzione o aumento del peso corporeo, mancanza di appetito, abbuffate incontrollate e condotta di eliminazione del cibo, eccessiva attenzione per la propria imma-gine fisica).

• Disturbi del sonno (che vanno da risvegli frequenti durante la notte, svegliarsi troppo presto al mattino o tardare ad addormentarsi la sera, oppure non dormire completamente durante la notte), incubi notturni.

• Disturbi somatoformi (non accettare alcune parti del proprio corpo).

• Disturbi psicosomatici (disturbi gastrointestinali, dolori all'ad-dome, mal di testa o dolori alle articolazioni).

• Uso di sostanze quali alcool, droghe e psicofarmaci (antidepressivi o farmaci per l'ansia).

• Disturbi legati all'avere rapporti sessuali e a mantenere relazioni sentimentali.

Cosa può fare una donna che ha subito violenza

Il vero rischio che corre una donna che ha subito maltrattamenti è di non prendere alcuna decisione e vivere nell'illusione e nella spe-ranza che la situazione possa cambiare senza fare ricorso ad alcun provvedimento.

In realtà è molto facile che la situazione nel tempo peggiori e si vivano continuamente violenze. È bene che la donna sappia di trovarsi in grave pericolo.

Gestire e affrontare una situazione di questo tipo è estremamente difficoltoso, soprattutto se la donna deve farlo da sola. Infatti, l'aiuto di qualcuno che possa ascoltarla, comprenderla e crederle è indispensabile.

Questi piccoli ma fondamentali passi permetteranno alla donna di superare la vergogna, affrontare il senso di colpa e dare un significato differente alla sua vita.

È importante rivolgersi in tempi brevi a persone competenti che le saranno vicine per trovare insieme delle soluzioni adatte per tutelare lei e i propri figli e punire il responsabile della violenza.

Quali sono i primi passi da percorrere per uscire dal tunnel della violenza

• Riconoscere e ammettere a se stessa di vivere o aver vissuto un maltrattamento. Non c'è nessuna motivazione che possa giustificare un atto di violenza.

- Comprendere di non essere mai responsabile e colpevole della violenza che subisce o che ha subito.

- Riconoscere che è normale sentirsi triste o ansiosa e di avere tantissimi dubbi.

- Non scoraggiarsi, ma pensare che è possibile trovare una soluzione per mettere fine alla violenza.

- Parlarne con qualcuno che sia in grado di ascoltare, capire e soprattutto credere, senza dubitare di quanto detto.

- È importante sapere dell'esistenza dei centri antiviolenza e dei servizi presenti sul territorio che si occupano di violenza in grado di dare aiuto.

- Informarsi riguardo i provvedimenti legislativi presenti che la tutelino e la aiutino ad affrontare il disagio.

- Iniziare un percorso terapeutico per uscire dalla violenza con persone competenti e sensibili, con le quali trovare insieme delle soluzioni.

Credenze sociali maggiormente diffuse sulla violenza subita dalla donna

- *La violenza domestica è presente in famiglie culturalmente ed economicamente povere.* La violenza domestica non dipende da particolari fattori sociali, economici, razziali e religiosi. Può manifestarsi in ogni ceto sociale.

- *La violenza alle donne riguarda un numero limitato di donne.* Purtroppo è molto estesa, ma poiché non viene denunciata è sottostimata.

- *La violenza domestica è causata da occasionali e sporadiche perdite di controllo.* L'episodio violento non è quasi mai leggibile come un atto irrazionale, ma è quasi sempre un atto premeditato. Gli stessi aggressori affermano che picchiare è una strategia finalizzata a modificare i comportamenti delle proprie compagne.

- *Gli uomini per natura sono più aggressivi delle donne e quindi è possibile accettare comportamenti violenti.* La violenza domestica risponde esclusivamente alla volontà dell'uomo di esercitare potere e controllo sulle donne.

- *La violenza è la conseguenza degli effetti dell'assunzione di alcool e droghe o disturbi di personalità.* Anche se il rischio aumenta, è dimostrato che la maggior parte degli uomini violenti non è né alcolista né tossicodipendente, né presenta disturbi psichici (solo il 10% dei maltrattatori presenta problemi psichiatrici).

- *Tutti gli uomini che hanno subito o assistito a violenze diventano violenti.* Non tutti coloro che nell'infanzia hanno vissuto esperienze di maltrattamenti e violenza diventano uomini violenti, mentre chi è violento l'ha sicuramente subita.

- *La violenza sessuale nella maggior parte dei casi è compiuta da estranei.* Dai dati emersi dai centri antiviolenza negli ultimi anni risulta che la violenza è messa in atto prevalentemente da persone appartenenti alla cerchia familiare o da conoscenti che frequentano la famiglia.

- *Colpisce donne fragili, vissute in un clima familiare violento.* Riguarda principalmente donne che non credono nelle proprie risorse e non le utilizzano in modo adeguato.

- *Sono le donne che la provocano.* Nessun comportamento o provocazione messa in atto dalle donne giustifica la violenza da loro subita.

- *Alle donne che subiscono violenza piace essere picchiate.* I fattori e i vincoli che impediscono alle donne di interrompere una relazione violenta possono essere: la paura di perdere i figli, le difficoltà economiche, la paura di restare sole, la disapprovazione da parte della famiglia, la critica da parte della società.

- *Le soluzioni per risolvere il problema devono essere trovate all'interno delle mura domestiche.* È importante che la violenza subita esca fuori delle mura domestiche e che sia affrontata con aiuti esterni.

• *È importante che la famiglia resti unita per evitare che i figli soffrano l'assenza dei genitori.* Ai figli non fa bene vivere in un clima violento, perché si ripercuote negativamente sul loro benessere psicofisico. I figli si educano soprattutto con l'esempio.

Come la legge tutela la donna vittima di violenza

È importante che la donna sia al corrente dei provvedimenti legislativi presenti in grado di tutelarla e di aiutarla ad affrontare il disagio.

La violenza sessuale è qualificata come delitto contro la libertà personale. Bisogna presentarsi presso la Questura o presso la sede dei Carabinieri o della Polizia più vicini, con il certificato medico che attesti la violenza subita (Legge 15 Febbraio 1996, n. 66, "Norme contro la violenza sessuale").

È possibile allontanare il coniuge o altro convivente. Se il comportamento è giudicato a rischio per l'integrità psicofisica o per la libertà dell'altro coniuge o convivente o dei suoi prossimi congiunti, su ordine cautelare del giudice, possono essere applicate misure di protezione sociale (Legge 4 Aprile 2001, n. 154, "Misure contro la violenza nelle relazioni famigliari").

È possibile concordare con i Servizi un allontanamento della donna da casa. L'allontanamento da casa può avvenire in due modi, in emergenza o programmato. Nel primo caso sono considerati utili appoggi quali l'ospitalità da parenti o amici, o l'inserimento in centri di accoglienza per donne e figli.

L'allontanamento programmato, oltre all'inserimento in una struttura, può prevedere in alternativa un sostegno per l'affitto di una casa e l'ausilio di una presenza attiva e costante di un operatore. L'allontanamento da casa prevede un percorso di sostegno sociale, psicologico e legale ed è spesso necessario per ricostruire un proprio percorso di vita.

Esiste il Patrocinio gratuito per le donne violentate e maltrattate. Viene applicato a favore di donne che non dispongono di adeguate risorse economiche. È lo strumento fondamentale per garantire a tutti la possibilità di difesa, soprattutto attraverso l'attivazione della collaborazione con i centri contro la violenza e i tribunali (Leggi n. 60 e n. 134 del 2001).

Il ddl 11/2009 ha introdotto lo stalking nel codice penale dell'art. 612-bis con la dicitura di "reato di atti persecutori". Tale persecuzione, generalmente commessa da ex mariti, conviventi o fidanzati ai danni di una donna, è punibile con una pena fino a quattro anni di reclusione.

Capitolo 10:
Il disagio giovanile: cause ed effetti

I ragazzi di questa generazione, rispetto a quelli della generazione passata, sono emotivamente più disturbati, crescono in media più soli e depressi, maggiormente inclini alla collera, più indisciplinati e nervosi, hanno la tendenza a preoccuparsi e cedono più facilmente agli impulsi e all'aggressività.

Assistiamo a un declino di qualità interiori quali l'iniziativa, l'ottimismo, l'adattamento, che porta a un crescente senso di solitudine e di disagio.

Comportamenti aggressivi e trasgressivi, l'abuso di sostanze, di alcol, vanno messi maggiormente in relazione con il timore di essere inadeguati, con il bisogno di affermare la propria identità e anche con dinamiche di gruppo, come la pressione esercitata dai coetanei.

Comportamenti che possono anche essere il riflesso di alcune fantasie di onnipotenza, in quanto l'adolescente si crede invulnerabile nei confronti di qualsiasi pericolo e tende a costruirsi una falsa immagine di sé, quanto più grandiosa tanto più vulnerabile.

È difficile stabilire il limite a questa irresponsabilità, stabilire cioè dove finisce il fisiologico e dove inizia il patologico. Si può senz'altro affermare che, se essa è contenuta entro certi limiti, costituisce un atteggiamento tipico dell'adolescente, un passaggio obbligato verso un processo di crescita e d'individualizzazione.

Può anche essere considerata un modo per acquisire la coscienza di ciò che ciascuno è e di dove vuole andare.

L'adolescenza è tempo di cambiamenti radicali, tempo di rischi radicali. Rischi collegati al processo di trasformazione fisica e psicologica che porta l'adolescente a vedere l'immagine di sé distorta, alla necessità di frequentare i suoi pari e a dover combattere tra l'accettare una certa forma di dipendenza dal gruppo e la solitudine.

In questa sorta di rivoluzione personale, la mancanza di validi modelli etico-morali di riferimento porta l'adolescente ad aderire con facilità a vere e proprie sottoculture di gruppo, che rappresentano sia uno strumento di socializzazione sia di coesione interna.

In questo modo, la propria autostima deriva dal consenso degli amici e la responsabilità dei propri atti passa dalla sfera individuale a quella astratta collettiva. L'adesione al gruppo rappresenta anche un modo di superare la dipendenza nei confronti dei propri genitori.

Nel gruppo avviene una specie di confusione d'identità, perciò ogni differenza nell'aspetto, nel modo di vestire o nel comportamento possono portare a una diminuzione della propria autostima.

Il giovane nel gruppo, perdendo la propria identità, acquisisce modelli stereotipati, mediati dai mass-media e dalla subcultura dell'ambiente sociale nel quale si trova immerso.

La violenza della cronaca, unita a quella del cinema, delle fiction e dei videogiochi diventa cultura omologata che va a cogliere quelle tendenze aggressive che l'adolescente trasforma in agito.

Viene a crearsi una confusione tra realtà e fantasia, dove la realtà è equivocata con quella virtuale e dove la morte è confusa con la scritta "game-over" di un videogioco.

La propria individualizzazione è delegata a sostanze psicotrope e il coraggio di vivere è scambiato con il coraggio di morire. Altro elemento è la bassa tolleranza alle frustrazioni, mentre è privilegiato il culto dell'apparire e il rapido soddisfacimento dei propri bisogni egoistici.

C'è inoltre una sfida contro la propria esistenza, il proprio essere, la propria immagine corporea che, a causa dei rapidi cambiamenti, caratteristici di questa fase evolutiva, il ragazzo non riconosce come propria.

L'uso di sostanze come droghe, alcool, l'isolamento con mezzi virtuali, possono rappresentare un modo per comunicare il proprio disagio, le proprie frustrazioni, insomma una richiesta di attenzione da parte degli adulti intenti a combattere le loro angosce esistenziali con difese materializzate.

Inoltre, la notevole incertezza e ambiguità dei valori politici, religiosi, ideologici e morali che caratterizza la nostra epoca ha portato i giovani a trasformare i propri conflitti in vissuti nevrotici, con esplosioni di rabbia.

Tutto ciò non fa che incrementare il disagio esistenziale e favorire sentimenti autodistruttivi, facendo entrare i ragazzi in un vortice dal quale può essere difficile uscire.

I ragazzi di questa generazione si differenziano dalle generazioni che li hanno preceduti per una minore valenza simbolica data per esempio al consumo di alcool e droghe.

La droga non è intesa come ricerca socialmente ritualizzata, tipica degli anni '60, o come opposizione al sistema, tipica dei "figli dei fiori" degli anni '70.

Essi non aspirano a dialogare con il mondo degli adulti; per loro l'uso di sostanze presenta sfumature solitarie, una premessa di pulsioni autodistruttive, l'ultima frontiera di un esperimento vissuto forse senza euforia e senza il desiderio di violare norme e tabù.

Dipendenza da droga e alcool

Contrariamente alle generazioni passate che vivevano in modo liberatorio e creativo il conflitto intergenerazionale, i giovani di oggi sembrano maturati in uno scetticismo totale che guarda il mondo adulto con indifferenza mista a ostilità.

C'è alla base un fallimento della famiglia e della scuola, istituzioni che i ragazzi non ritengono essere in grado di orientare e guidare le loro scelte.

Anche se formalmente hanno genitori e insegnanti che sorvegliano il loro percorso esistenziale ed educativo, i ragazzi si sentono in un certo senso soli, fragili, diversi, giudicati; hanno paura di comunicare e aprirsi perché temono di non essere capiti, per cui si nascondono in un auto-isolamento, con cuffiette e smarthphone, tutti virtualmente connessi ma in realtà profondamente e terribilmente soli.

In questa specie di isolamento i giovani fanno del gruppo di amici, troppo spesso virtuale, la risorsa prevalente di riferimento, nel vano e illusorio tentativo di inserirsi in un contesto socio-ambientale che dia un minimo di gratificazione. Con lo smartphone, il computer, i social network si fugge dalla realtà quotidiana: navigando ovunque e con qualsiasi sembianza, si può dire ciò che si vuole, anche essere altri o addirittura anonimi.

Sindrome dei social network

Il grande filosofo Aristotele ha detto che "l'uomo è un animale sociale", ma questa definizione può ancora essere valida? Forse oggi

191

sarebbe meglio dire che "l'uomo è un animale social".

Oggi la tecnologia e in particolare tutti gli strumenti di comunicazione sono estremamente utili, ci fanno risparmiare tempo per scrivere, per documentarci, per studiare, avvicinano le distanze, in pratica ci semplificano la vita. Esiste purtroppo anche l'altra faccia della medaglia.

Negli ultimi dieci anni la vita di molte persone, soprattutto dei giovani, è cambiata, si è spostata da quella reale a quella online, cambiando abitudini e comportamenti, rivoluzionando il modo di comunicare e di relazionarsi, trasformando così anche importanti criteri di giudizio associati ai bisogni dei ragazzi e all'ambiente in cui crescono sia in senso qualitativo sia quantitativo.

Questa preferenza per la vita virtuale ha reso molti giovani, e anche meno giovani, vittime di una vera e propria malattia: la sindrome da social network.

Recenti studi, pubblicati dalla Royal Society for Public Health del Regno Unito e dall'American Academy of Pediatrics, sanciscono che social media come per esempio Facebook, Twitter, YouTube possano indurre effetti negativi sulla salute sia fisica sia psicologica.

Alcuni media, come You Tube, influirebbero principalmente sulla qualità del sonno, mentre gli altri andrebbero a creare problemi a livello emotivo, di autoconsapevolezza e di socializzazione, inducendo stati ansiosi e depressivi e, soprattutto, peggiorando condizioni di disagio già in atto.

Altri problemi sono quelli legati alla paura di non sentirsi all'altezza e non potersi permettere lo stile di vita che appare sui social, ma anche all'ossessione dell'apparire che, soprattutto nelle giovani ragazze che già possiedono una bassa autostima, porta a fare confronti negativi tra il proprio corpo e le innumerevoli foto e video pubblicati continuamente, tanto da cercare, spesso, soluzioni presso la chirurgia estetica.

Lo studio britannico sottolinea, altresì, il problema del cyberbullismo. Secondo tale studio sette giovani su dieci ne sono vittime e ciò, oltre a influire negativamente sul rendimento scolastico, porta inevitabilmente alla manifestazione di sintomi ansiosi e depressivi.

Altro problema è rappresentato da ciò che gli americani chiamano

FoMO, ossia "Fear of Missing Out" che tradotto vuol dire paura di essere tagliati fuori, di perdere un'occasione, di non essere presente agli eventi organizzati, perché non connessi.

Tale condizione induce uno stato di continua ansia dovuta al fatto che i ragazzi, per non perdere alcuna opportunità, si sentono condizionati a restare continuamente attaccati al loro mezzo di comunicazione virtuale.

I profili online, le chat, sono un problema che colpisce anche moltissimi adulti che spesso criticano i loro figli per il tempo passato al cellulare, su Facebook, su Twitter, quando invece sono loro i primi a pubblicare proprio su questi media la foto dell'ultima vacanza esotica, la cena con gli amici con tanto di pietanze in bella mostra, o a chattare continuamente su Whatsapp nel gruppo che hanno creato con le amiche, come adolescenti che si scambiano continui aggiornamenti sugli sviluppi delle loro prime relazioni amorose.

Fa un'immensa tristezza vedere, per esempio al ristorante, persone che invece di scambiare due chiacchiere e gioire della compagnia reciproca, si fanno venire i crampi alle dita stando ognuno fisso sul proprio cellulare a scrivere del più e del meno, magari all'amico che hanno di fronte.

Oltre al fatto che in questo modo si disimpara completamente a scrivere in italiano, si è perso il gusto del vero dialogo, di farsi due risate e una faccina con uno o due cuori non può sostituire la soddisfazione che si prova nel dare un vero bacio.

Forse il motivo di questo degrado sta nella sempre maggiore difficoltà di parlare "face to face", come dicono gli inglesi, per cui preferiamo restare dietro uno schermo luminoso per non esporci, per sentirci al sicuro, per riflettere prima di scrivere.

Come facciamo però a capire i veri sentimenti e le reazioni del nostro interlocutore se non lo guardiamo negli occhi?

È veramente appagante baciare, abbracciare in modo virtuale la persona che vediamo su Skype o peggio in una piccola foto posta in un angolino della chat?

Ognuno di noi fa più o meno uso di questi mezzi, ma non bisogna correre il rischio di diventarne schiavi. La tecnologia deve essere al nostro servizio e non il contrario; privandoci della piacevolezza del contatto umano si perde la possibilità di provare sentimenti immediati quanto veri, di gustare la vita nella sua realtà e in tutte le sue sfumature, la sola che ci permette di fare le vere esperienze.

L'età della trasgressione e della ricerca delle emozioni forti si è abbassata pericolosamente

Innanzitutto, occorre precisare che i giovani di oggi rispetto a quelli di qualche decennio fa sono meno imbarazzati e riservati a trattare liberamente e precocemente argomenti considerati trasgressivi, come ad esempio la droga e il sesso.

In passato i motivi principali che spingevano a questa trasgressione erano la curiosità, la voglia di provare nuove esperienze, il gusto di infrangere dalle regole.

Oggi a queste pulsioni si aggiunge una condizione di crescente disagio, di profonda crisi, di emarginazione, di frustrazione, che spesso accompagna il ragazzo sin dalla più tenera età.

La società attuale per tanti aspetti egoista, non comunicativa, alienante, che soffoca la naturale espressione dell'individuo con molteplici catene fatte di falsi valori, può provocare, molto più precocemente che in passato, una reazione di fuga attraverso l'uso di sostanze, come fenomeno di contestazione, con cui si rigetta in blocco l'attuale sistema sociale. Non a caso, l'uso di droga tra i giovanissimi è più frequente nelle grandi città dove l'uomo nella sua frenetica corsa verso il tecnicismo ha creato le condizioni più innaturali di vita.

Pertanto l'uso di sostanze, frutto di contraddizioni, di ostacoli, di ambiguità, di angosce, di collera, di disperazione, può essere considerato come un tentativo, vago e sbagliato, di autoterapia, un modo per sperimentare un temporaneo sollievo da una situazione di stress. Si assiste, inoltre, a una costante e preoccupante diminuzione del potere carismatico dei genitori, più colti, ma meno autorevoli di una volta, più lontani nell'età e nella disponibilità di tempo, causa di una contestazione sempre più precoce.

Tutto questo può, nei soggetti più giovani, quindi più deboli e più indifesi, essere causa di una devianza. Inoltre, la mancanza di un contatto diretto e continuo con i genitori, o l'incapacità dei genitori di essere sempre attenti, potrebbe giustificare un vuoto di affettività che rende più facile la ricerca di esperienze pericolose.

Il ruolo della famiglia

Per quanto riguarda la famiglia, i grandi cambiamenti socio-culturali avvenuti negli ultimi decenni hanno portato a una riduzione dei suoi membri, passando da una famiglia di tipo patriarcale a una di tipo nucleare.

Questo ha portato a modificare i rapporti sia in senso quantitativo sia qualitativo. Sono venuti meno valori quali l'affetto, la sicurezza, la solidarietà, la comprensione, che costituivano le fondamenta della famiglia patriarcale, per privilegiarne altri quali l'egoismo, l'indifferenza, l'arrivismo e la competitività. Il tutto è aggravato da un ritmo di vita sempre più frenetico, da un consumismo sfrenato, che tolgono alla famiglia la sua unità, il suo ruolo educativo, per assoggettarla a un sistema sociale pieno di contraddizioni.

Altro fattore da considerare è il cambiamento dell'organizzazione familiare che, con entrambi i genitori molto spesso assenti per lavoro, ha portato a una flessibilità e a una confusione dei ruoli, fonte di disagio e di vere e proprie crisi.

Il rapporto tra giovani, adulti e anziani è contrassegnato da incomprensione, mancanza di dialogo, difficoltà di comunicazione; manca fra i membri della famiglia una condivisione dei valori, dei progetti di vita e dei modelli comportamentali. Come aggravante molti genitori quando vogliono sentirsi bravi educatori mettono in atto quello che io ho definito "la triade micidiale". Essa consiste in una sequenza di tre comportamenti per ottenere che il figlio ubbidisca.

Si inizia con la prevaricazione

Questa consiste nell'essere autoritari, nell'usare con prepotenza la propria autorità, nel minacciare. Tale atteggiamento può far raggiungere lo scopo, in quanto genera paura e la paura assoggetta l'individuo. Esempio: "Non tornare tardi altrimenti sono guai!". *Prevaricazione – paura.*

Se questo non funziona, si passa alla fase due

Il secondo atteggiamento è la censura, che consiste nel disapprovare ed etichettare un certo comportamento al fine di evitare il comportamento stesso. Esempio: "I ragazzi per bene non stanno fuori fino alle due di notte: a quell'ora girano solo delinquenti e prostitute!". Questo genera sensi di colpa per non essere come il genitore si aspetta che sia. *Censura - sensi di colpa.*

Il culmine si raggiunge quando si mette in atto la fase tre

Il terzo atteggiamento è il vittimismo che consiste in una vera e propria manipolazione facendo leva sul senso di giustizia e sul senso di gratitudine da parte dei figli. Esempio: "Non è giusto che ti comporti così, dopo i sacrifici che faccio per te!".
Vittimismo - sensi di colpa.

E qui c'è la capitolazione perché, se gli altri due atteggiamenti non hanno funzionato, questo più di tutti genera sensi di colpa ai quali quasi nessuno è in grado di resistere. Il ragazzo potrà anche trasgredire ma il senso di colpa gli impedirà di godere appieno di quella trasgressione. Questo non farà altro che generare senso di frustrazione, rabbia e voglia di trasgredire entrando in un circolo vizioso in cui ognuno si sentirà vittima e carnefice allo stesso tempo, senza via di uscita.

Alcuni suggerimenti

Da quanto detto, risulta chiaro che la famiglia ha un ruolo determinante nell'educazione del giovane, per cui solo la sensibilità degli adulti nei confronti delle sue emozioni potranno facilitare lo sviluppo di sentimenti di adeguatezza e di socializzazione. Questo tipo di interazione determinerà fiducia nelle proprie possibilità e negli altri, oppure sfiducia.

Un ragazzo trae la propria sicurezza non soltanto da quelle competenze che emergono con la maturità e che gli consentono di controllare sempre meglio la realtà, ma anche dal modo in cui gli altri gli rispondono e interagiscono con lui: dal fatto che lo rassicurino, che assolvano ai suoi bisogni, che lo incoraggino, che gli trasmettano gioia e ottimismo, che gli mostrino come conquistare l'autonomia. È compito dunque dei genitori adoperarsi affinché possano essere per i figli una guida, una testimonianza, una fonte d'amore, di aiuto, di sicurezza e di comprensione.

Il periodo più delicato può essere considerato l'adolescenza: i turbamenti legati a questa fase richiedono grande sensibilità da parte soprattutto dei genitori. È un momento di variazioni rapide d'umore, una burrasca ormonale e affettiva che richiedono fermezza e dolcezza allo stesso tempo.

Troppo spesso i genitori, disorientati e disattenti, adottano comportamenti ambigui, oscillando fra permissivismi assoluti e autoritarismi privi di logica. In questo modo oltre a creare nel giovane confusione e senso di frustrazione, il genitore perde la sua credibilità, rendendo meno incisiva qualsiasi forma di educazione. Risultano pertanto vani, se non controproducenti, tutti gli oggetti materiali che i genitori elargiscono come surrogati dell'amore, della comprensione e della stima.

Gli insegnanti, dal canto loro, più tutti coloro che vivono a contatto diretto con i giovani, hanno il compito di trasmettere, accanto alla funzione didattica, quelle nozioni che possono aiutare i ragazzi a consolidare i valori che già possiedono e ad acquisirne di nuovi, per indirizzare le loro scelte e per costruire progetti di vita validi, coerenti e condivisi.

La scuola ha il dovere pertanto di intensificare la collaborazione con le famiglie per promuovere progetti educativi comuni, non permettere l'emarginazione dei soggetti meno dotati e migliorare la qualificazione professionale dei suoi operatori.

In più, insegnare ai ragazzi ad essere meno dipendenti dai massmedia, a dare maggiore spazio alle relazioni interpersonali, al dialogo e alla comunicazione e infine adoperarsi per rendere più efficace l'educazione familiare e più forte l'autonomia personale, in modo da vanificare gli effetti delle influenze negative che possono condizionare la libera scelta.

La scuola deve inoltre promuovere la formazione di personale qualificato, per meglio riconoscere i ragazzi potenzialmente a rischio. Tuttavia, il compito primario spetta alla famiglia: i genitori non devono lasciare che i figli passino troppo tempo in solitudine, carichi di emozioni che a volte non riescono a contenere e a gestire.

Purtroppo al giorno d'oggi assistiamo sempre più spesso alla crescente frustrazione degli insegnanti che si vedono impossibilitati ad esercitare la loro autorevolezza, troppo spesso scambiata per autorità o peggio per violenza.

Questo *modus operandi* è rinforzato da un atteggiamento di diffidenza e ostilità da parte dei genitori, che si schierano con i figli per evitare ciò che una sana e rigorosa educazione comporta.

Si assiste pertanto a un crescendo di violenza, tanto che il bullismo oltre che nelle scuole è entrato anche nelle famiglie. Non è raro sentire notizie di padri che picchiano gli insegnanti perché hanno osato riprendere o mettere un brutto voto al proprio figlio.

Se non si mette un freno a questo dilagare della violenza, assiste-remo tra non molto a uno sfacelo completo anche delle istituzioni, oltre che della famiglia già ampiamente in atto.

Cosa non fare

I figli, come si fa con la propria automobile, hanno bisogno di es-sere guidati e chi è alla guida ha la responsabilità di agire al meglio per ottenere i migliori risultati.

Ciò non consiste solo nel dire cosa fare o non fare, occorre dare l'esempio, le chiacchiere servono poco, quello che conta è il com-portamento tanto verbale quanto non verbale, l'esempio appunto.

I primi sei anni di vita sono molto importanti per una crescita sana, si pongono le basi per un futuro di benessere o di sofferenza.

È pur vero che i figli non arrivano con il libretto di istruzioni, che *errare humanum est* e, in quanto esseri umani, siamo imperfetti e quindi fallibili.

Se ogni genitore si assumesse la piena responsabilità di questo importantissimo ruolo, si renderebbe conto che avere un figlio non è qualcosa che può essere fatto con leggerezza, come la maggior parte delle volte accade, ma richiede molto amore e altrettanta dedizione.

Molto spesso i genitori, pur dicendo di amare moltissimo la loro prole, commettono errori educativi che purtroppo lasciano il segno.

Alcuni errori da non commettere:

1. *Essere eccessivamente critici.* La critica distruttiva, contrariamente a quella costruttiva, crea frustrazione e questa a sua volta genera rabbia. Oltre a togliere l'autostima, qual è il messaggio, l'insegnamento che il bambino riceve? Il bambino impara a condannare.

Faccio un esempio: "Amore oggi come è andata a scuola?". Il bambino con titubanza risponde di avere preso un 8 in matematica. La mamma invece di lodarlo mostra un certo disappunto perché non ha avuto un voto più alto, il che dal bambino è vissuto come una critica al suo operato.

Questo, oltre a procurargli una grande frustrazione lo fa sentire insicuro sulle proprie possibilità e dentro di sé può sviluppare la convinzione di essere un incapace, di non essere mai all'altezza delle aspettative. Un atteggiamento che lo porterà nella vita ad essere inflessibile e a condannare gli altri.

2. *Essere ostili.* Essere ostili nei confronti di un bambino lo porta inevitabilmente a considerare gli altri come nemici per cui possono nascere in lui sentimenti di inimicizia, odio, animosità, astio, antipatia, avversione.

3. *Farlo vivere con la paura.* Alcuni stili educativi portano il bambino ad avere alcune paure. I più comuni sono:

Stile ipercritico: se vengono evidenziati i suoi errori solo con rimproveri, il bambino si sente svalutato e messo in ridicolo. Questo comportamento genitoriale porta il bambino ad avere paura di sbagliare, di essere disapprovato e di conseguenza avere una bassa stima di sé.

Stile perfezionista: il bambino sente che deve riuscire bene in tutto e che il suo valore è determinato dai risultati che raggiunge. Ciò lo porta ad essere ansioso per la paura della critica e della disapprovazione.

Stile iperprotettivo: i genitori mostrano un'eccessiva preoccupazione per l'incolumità fisica del figlio, proteggendolo eccessivamente. Questo comportamento genera nel bambino paura e timidezza, perché tende a pensare che i pericoli siano ovunque e quindi bisogna fare molta attenzione; tutto ciò che è spiacevole o frustrante va evitato; se dovesse accadere qualcosa di brutto sarebbe una tragedia; per vivere bene bisogna fare di tutto perché le cose vadano bene.

Pertanto, raccomandazioni come: "Attento a non arrampicarti che cadi", "Lavati le mani che hai toccato il cane", "non usare quelle forbici, potresti tagliarti" generano solo paure, insicurezze e perdita di fiducia in sé. In questi casi i bambini si convincono di non essere in grado di fare, di tentare e questo può generare altre paure che possono anche manifestarsi in seguito con sintomi debilitanti.

4. *Metterlo in ridicolo*: se un bambino viene ridicolizzato, viene privato della serietà con cui sta affrontando un certo compito o se sta

dicendo una certa cosa si sente svalutato, criticato e rifiutato, questo atteggiamento genera una forte timidezza, che in futuro può portarlo a evitare le interazioni sociali.

5. *Fargli provare vergogna*: a differenza del senso di colpa, la vergogna coinvolge l'immagine interna che il bambino ha di sé e delle sue capacità, "Io sono una persona cattiva che non vale".

Tale condizione fa sentire il bambino senza valore, impotente e vulnerabile tanto da desiderare di sparire. Questo genera una grande frustrazione che può portare rabbia, che a sua volta può generare comportamenti aggressivi autodiretti (autolesionismo) o eterodiretti (comportamenti lesivi nei confronti di altre persone).

Cosa fare invece

Quali atteggiamenti bisogna avere nei confronti dei bambini? Ecco alcuni suggerimenti:

• Insegnare al bambino che ogni atto ha una conseguenza, ma non intimorirlo oltre misura. Alle sue paure non vanno aggiunte le nostre preoccupazioni o le nostre angosce.

- Dare le punizioni in modo coerente, affinché non tema conseguenze per ogni sua azione.
- Valorizzare la fiducia in sé per farlo sentire capace.
- Non pretendere prestazioni al di sopra delle sue reali capacità.
- Non usare le sue paure per ridicolizzarlo o per farlo crescere.
- Non spronarlo inutilmente al coraggio e rispettare le sue paure, dandogli tutto il tempo per superarle.

Ho inoltre preso spunto da uno scritto di Dorothy Law Nolte del 1954, valido ancora oggi, dove in poche righe viene riassunta un'intera gamma di insegnamenti.

- Incoraggiarli, così imparano ad essere sicuri di sé.
- Essere con loro più tolleranti, per insegnare ad essere pazienti.
- Lodarli quando meritano di essere lodati, in questo modo imparano ad apprezzare gli altri.
- Farli sentire accettati: imparano ad amare.
- Dare l'approvazione insegna loro a piacersi.
- Riconoscere le loro azioni: imparano così quanto sia importante avere un obiettivo.
- Insegnare loro il valore della condivisione: imparano ad essere generosi.
- Insegnare loro ad essere onesti, leali: imparano ad essere sinceri.

- Essere con loro corretti: imparano cos'è la giustizia.
- Essere con loro gentili e farli sentire considerati, insegna loro a rispettare gli altri.
- Farli sentire al sicuro per sviluppare la fiducia in sé e negli altri.
- Farli sentire amati li fa stare bene al mondo.

Conclusione

Il mio intento con questo libro è quello di portare chi lo legge a conoscere in maniera più profonda e ad avere una maggiore dimestichezza con quella cosa misteriosa e spaventosa che è la malattia mentale, facendo chiarezza sulle cause, sul modo di affrontarla e di gestirla; a capire meglio i meccanismi che generano e governano le nostre emozioni, come viverle nel modo giusto e come rapportarsi al meglio con gli altri.

Ho cercato anche di far capire l'importanza del supporto e della condivisione da parte delle persone che sono accanto a chi soffre di una malattia mentale, provando ad andare oltre i tabù e i luoghi comuni, e soprattutto accettando il fatto che la mente può ammalarsi come un qualsiasi altro organo ed essere altrettanto degna di tutte le adeguate cure e dovute attenzioni.

Ho anche tentato di fare un po' di chiarezza sulle psicoterapie e come orientarsi in quella che può essere una difficile scelta.

Ho voluto inserire un capitolo sulla violenza sulle donne, un preoccupante fenomeno purtroppo sempre di grande attualità tanto misconosciuto quanto di enorme portata. Ho anche fatto del mio meglio per far capire l'importanza e l'impatto che il disagio giovanile può avere perché, oltre a creare problemi nell'immediato, può essere la premessa di una futura società malata, come si suol dire "il buongiorno si vede al mattino".

A tal proposito, voglio condividere una frase che ho sentito e che mi ha colpito: "È più facile costruire bambini forti che riparare uomini rotti". Tutto ciò spero induca le persone che soffrono a capire che è possibile guarire solo se c'è la volontà di curarsi e che per fare questo bisogna prima di tutto volerlo, mettersi in discussione, pronti a scoprire parti oscure e/o poco piacevoli di sé stessi.

Posso assicurarvi che purtroppo, anche quando le persone chiedono aiuto, una grande maggioranza di queste non vuole realmente essere curata.

Quello che vogliono è un'opera di pompieraggio, essere aiutati in un momento di difficoltà e trovare sollievo dalle loro sofferenze, perché la cura vera e propria sarebbe troppo dolorosa, mettersi in discussione può non essere piacevole, prendere coscienza dei propri lati oscuri può non essere gratificante, per cui queste persone non vogliono curarsi davvero, non vogliono crescere, non vogliono cambiare, non vogliono essere felici.

In questi casi aiutare chi non vuole può essere addirittura controproducente. Qualcuno una volta ha detto: "È come fare la manicure a un maiale, si perde solo tempo e il maiale si irrita." Il cambiamento fa paura, restare nelle proprie convinzioni dà sicurezza. Ho fatto del mio meglio per essere più chiara possibile e non esprimermi in "medichese" in modo che la comprensione dei concetti espressi sia alla portata anche dei non addetti ai lavori. Spero di esserci riuscita.

Se ti è piaciuto questo libro e hai piacere di saperne di più, puoi entrare in contatto con me in questo modo:

- Email: info@gabriellapolidori.it
- Telefono: 340.099.60.61
- Facebook: fb.me/dott.gabriellapolidori
- Puoi scrivermi su: m.me/dott.gabriellapolidori
- Sito web: www.dottoressapolidori.com (in costruzione)

Ringraziamenti

Ringrazio il mio editore perché senza il suo sprone e il suo entusiasmo contagioso non avrei mai superato la barriera di attivazione per scrivere questo libro, un progetto che era nella mia testa e che lì era rimasto per anni. Sono grata ai componenti dell'intero staff che si sono presi cura di me e del mio libro con la loro costante e competente presenza.

Ringrazio i miei pazienti per avermi dato la possibilità di mettere in pratica le mie conoscenze e per la soddisfazione che ho avuto nel vederli camminare con le loro gambe.

Ringrazio le mie figlie per avermi supportato e sopportato quando chiedevo loro di leggere più volte il mio manoscritto, che per non deludermi facevano, tra sospiri e mormorii, cercando però di non farsi accorgere. Amori di mamma!

Un grazie anche al mio Paolino per l'incoraggiamento e l'aiuto che mi ha sempre dato, spronandomi pure quando volevo mollare.

Grazie anche al mio nipotino Gabriel, dal quale ho imparato di nuovo moltissime cose e che, suo malgrado, ha dovuto privarsi della mia presenza quando ero impegnata a scrivere.

Un grazie di cuore anche a tutte quelle persone che mi vogliono bene e che hanno creduto sempre in me.

Ringrazio infine tutti coloro che vorranno leggere il libro perché vorrà dire che il mio lavoro non sarà stato vano.

Note sull'autore

La dottoressa **Gabriella Polidori**, medico psichiatra e psicoterapeuta cognitivo-comportamentale, ha acquisito il suo know-how presso l'Istituto Superiore di Sanità di Roma, lavorando nel campo dell'epidemiologia psichiatrica a numerosi progetti scientifici nazionali e internazionali, compresa la realizzazione e validazione di strumenti diagnostici utilizzati nelle strutture psichiatriche italiane.

È autrice di numerosi articoli pubblicati su prestigiose riviste nazionali e internazionali. Ha collaborato alla realizzazione di alcuni capitoli sul trattamento psicofarmacologico delle malattie mentali e sul trattamento precoce della schizofrenia pubblicati anche su libri di testo universitari.

E' stata membro del Comitato Internazionale, in qualità di coordinatore scientifico per l'Italia, per lo studio ESEMeD (European Study of Epidemiology of Mental Disorders), promosso dall'OMS per valutare la prevalenza dei disturbi psichiatrici in 6 Paesi europei, compresa l'Italia, e in altri 27 Paesi nel mondo. Ha avuto incarichi di insegnamento presso l'Università "La Sapienza" di Roma e si è occupata di formazione degli operatori sia delle strutture psi-chiatriche ospedaliere sia delle associazioni di volontariato italiane.

Dopo aver operato nel settore nella ricerca, si è dedicata principal-mente al lavoro di psichiatra e psicoterapeuta nonché a quello di formazione.

Appendice

Film consigliati

Ecco una lista di film consigliati che richiamano argomenti di pertinenza psichiatrica, per agevolare una comprensione immediata e più piacevole di alcune malattie mentali.

1. *American Psycho* di Mary Harron (2000). *Disturbo antisociale di personalità, disturbo dissociativo dell'identità e disturbo ossessivo-compulsivo.*

2. *A Beautiful Mind* di Ron Howard (2001). *Schizofrenia*: parla di come il protagonista sia riuscito a convivere con la malattia attraverso l'accettazione della stessa.

3. *Adele H* di François Truffaut (1975). *Disturbi di personalità.*

4. *Blue Jasmine* di Woody Allen (2013). *Depressione, alcolismo.*

5. *Buon compleanno Mr. Grape* di Lasse Hallström (1993). *Disturbo dell'alimentazione, depressione grave in seguito al suicidio del marito.* Il film affronta con maestria questi temi spesso fraintesi.

6. *Don't forget me* di Ram Neharu (2017). *Anoressia e bulimia.*

7. *Donnie Darko* di Richard Kelly (2001). *Schizofrenia.*

8. *E ora parliamo di Kevin* di Lynne Ramsay (2011). *Disturbo antisociale di personalità e depressione.*

9. *Hungry Hearts* di Saverio Costanzo (2014). *Disturbo ossessivo.*

10. *Il cigno nero* di Darren Aronofsky (2010). *Disturbo ossessivo-compulsivo, disturbo dissociativo dell'identità, disturbo alimentare e disturbo delirante.*

11. *Il lato positivo* di David O. Russell (2012). *Disturbo bipolare.*

12. *Inseparabili* di David Cronenberg (1988). *Abuso di sostanze, schizofrenia.*

13. *Inside Out* di Pete Docter, Ronnie Del Carmen (2015). Questo film di animazione rappresenta un modo moderno e arguto di parlare delle diverse *emozioni all'interno della mente di una bambina.*

14. *L'amore bugiardo* di D. Fisher (2014). *Gelosia patologica e spunto di riflessioni sulla propria vita e il modo di porsi con gli altri.*

15. *La solitudine dei numeri primi* di Saverio Costanzo (2010). *Disturbo di evitamento di personalità e anoressia.*

16. *La stanza di Cloe* di Rolf De Heer (1966). *Disturbo post traumatico da stress.*

17. *Niente può fermarci* di Luigi Cecinelli (2013). *Narcolessia, sindrome dei social network, sindrome di Tourette, disturbo ossessivo-compulsivo.*

18. *Prozac Nation* di Erik Skjoldbjærg (2001). *Depressione e abuso di sostanze.* Parla di depressione molto tempo prima della nascita degli antidepressivi e dell'impossibilità di trovare un trattamento efficace, per cui non resta che stordirsi con il sesso, la droga, che ovviamente non funzionano.

19. *Qualcosa è cambiato* di James L. Brooks (1997). *Disturbo maniaco depressivo e fobico.*

20. *Qualcuno volò sul nido del cuculo* di Milos Forman (1975). *Disturbo di personalità antisociale.* Mostra il brutale trattamento dei malati di mente in ambienti istituzionali dove l'umiliazione, l'elettroshock e la lobotomia erano strumenti utilizzati per "curare" i pazienti.

21. *Rain man* di Barry Levinson 1988). *Autismo.*

22. *Requiem for a Dream* di Darren Aronofsky (2000). *Abuso di sostanze.* Fa capire cosa significa essere dipendenti da droghe.

23. *Shine* di Scott Hicks (1996). *Schizofrenia.*

24. *Shutter Island* di Martin Scorsese (2010). *Disturbo bipolare.*

25. *The Hours* di Stephen Daldry (2002). *Depressione, suicidio e disturbo bipolare.*

26. *Tutte le manie di Bob* di Franz Oz (1991). *Disturbo fobico-ossessivo*. Parla di uno psicanalista insofferente alle prese con un paziente troppo invadente e bisognoso di attenzioni e cure.

27. *Tutto ciò che voglio* di Ben Lewin (2018). *Autismo e sindrome di Asperger.*

28. *Viaggio verso la libertà* (*The road within*) di Gren Wellis (2014). *Sindrome di Tourette, disturbo ossessivo-compulsivo e disturbo alimentare.*

29. *Wristcutters – Una storia d'amore* di Goran Dukic (2007). *Depressione e abuso di sostanze.*

Bibliografia

1. *AACE Medical Guidelines for Clinical Practice for the Evaluation and Treatment of Hyperthyroidism and Hypothyroidism*, in "Endocrine Practice", Nov.-Dec. 2002, 8 (6).

2. Almeida O.P *et al.*, *Homocysteine and depression in later life*, in "Archives General Psychiatry", 2008, 65:1286-94.

3. Alonso J., Polidori G. *et al.*, *Prevalence of Mental Disorders in Europe: Results from the European Study of Epidemiology of Mental Disorders (ESEMeD) Project*, in "Acta Psychiatrica Scandinavica", 2004, Supplement 109 (420): 21-7.

4. *American Psychiatric Association. Diagnostic and Statistical Manual of Mental Disorders (DSM-V)*, 5th ed. Arlington, American Psychiatric Publishing, 2013.

5. Barcaccia B. - Mancini F. (a cura di), *Teoria e clinica del perdono*, Raffaello Cortina Editore, Milano 2013.

6. Bardone-Cone A. M. *et al.*, *Perfectionism and eating disorders: current status and future directions*, in "Clinical Psychological Review", Apr. 2007, 27 (3): 384-405.

7. Belsky J. *et al.*, *Vulnerability genes or plasticity genes?*, in "Molecular Psychiatry", 2009, 14: 746-54.

8. Corfield E.C. *et al.*, *A continuum of genetic liability for minor and major depression*, in "Translation Psychiatry", May 2017, 16, 7 (5): 1131.

9. D'Adamo P.J., *La vera dieta dei gruppi sanguigni*, Sperling & Kupfer, Milano 2019.

10. Danner M. *et al.*, *Association between depression and elevated C-reactive protein*, in "Psychosomatic Medicine", 2003, 65 (3): 347-56.

11. Denhan S.A., *Lo sviluppo emotivo nei bambini*, Astrolabio, 2001 Roma.

12. Dethlefsen T., *Malattia e destino. Il valore e il messaggio della malattia*, Edizioni mediterranee, Roma 1986.

13. Diniz B.S. *et al.*, *History of Bipolar Disorder and the Risk of Dementia: A Systematic Review and Meta-Analysis*, in "Journal Geriatric Psychiatry", Apr. 2017, 25 (4): 357-62.

14. Ellison R.C. *et al.*, *Lifestyle Determinants of High-density Lipoprotein Cholesterol: The National Heart, Lung, and Blood Institute Family Heart Study*, in "American Heart Journal", 2004, 147 (3): 529-35.

15. Elstgeest L.E. *et al.*, *Vitamin B12, homocysteine and depressive symptoms: a longitudinal study among older adult*, in "European Journal Clinical Nutrition", Apr. 2017, 71 (4): 468-75.

16. Festinger L., *Teoria della dissonanza cognitiva*, Franco Angeli editore, Milano 1998.

17. Fowler D., et al. Terapia cognitivo-comportamentale delle psicosi: Teoria e Pratica. Edizione italiana a cura di A, Guidi P. Morosini, G. Polidori. Masson Ed. 1998.

18. Frigerio A., Polidori G. *et al.*, *Prevalence and correlates of mental disorders among adolescents in Italy: the PrISMA study*, in "European Child & Adolescent Psychiatry", Apr. 2009, 18 (4): 217-26.

19. Gildengers A.G. *et al.*, *Cognition in older adults with bipolar disorder versus major depressive disorder*, in "Bipolar Disorder", Mar. 2012, 14 (2): 198-205.

20. Goleman D., *Intelligenza emotiva. Che cos'è e perché può renderci felici*, Bur, Milano 2013.

21. Henrard M., *Comprendi la tua malattia con le scoperte del dottor Hamer*, Macro Edizioni, Diegaro di Cesena (Fc) 2015.

22. Ittermann T. *et al.*, *Diagnosed thyroid disorders are associated with depression and anxiety*, in "Society Psychiatry Psychiatric Epidemiology", Sep. 2015, 50 (9): 1417-25.

23. Johnson S., *Chi ha spostato il mio formaggio? Cambiare se stessi in un mondo che cambia*, Sperling & Kupfer, Milano 1999.

24. Johnson S., *Chi ha spostato il mio formaggio? – Il seguito. Liberati dagli schemi per raggiungere il successo nella vita e nel lavoro*, Sperling & Kupfer, Milano 2019.

25. Ledoux J., *Ansia. Come il cervello ci aiuta a capirla*, Raffaello Cortina Editore, Milano 2016.

26. Lo M.T. *et al.*, *Genome-wide analyses for personality traits identify six genomic loci and show correlations with psychiatric disorders*, in "Nature Genetics", Jan. 2017, 49 (1): 152-56.

27. McCullough M. E., *Is gratitude an alternative to materialism?*, in "Journal of Happiness Studies", 2006, 7: 343-60.

28. Mikkelsen K. *et al.*, *The Effects of Vitamin B in Depression*, in "Current Medical Chemistry", 2016, 23 (38): 4317-337.

29. Norwood R., *Donne che amano troppo*, Feltrinelli, Milano 2013.

30. Okereke O.I., Buring J.E., Manson J.E. *et al.*, *Effect of long-term supplementation with folic acid and B vitamins on risk of depression in older women*, in "British Journal Psychiatry", Apr. 2015, 206 (4): 324-

31. Polidori G., *Intervento precoce nella schizofrenia: considerazioni introduttive*, in *Centro diurni: dalla riabilitazione all'intervento precoce*, a cura di A. Maone, F. Candidi e C. Stentella, CIC Edizioni internazionali, Roma 2002.

32. Radesky J. et al. *Media and Young Minds*. Pediatrics 2016, 138 (5)

33. Rainville C., *Metamedicina 2.0. Ogni sintomo è un messaggio*, Edizioni Amrita, Torino 2015.

34. RSPPH (Royal Society for Public Health). Social media and young people's mental health and wellbeing. Report 2018. pp. 1-31

35. Schmidt P.J. *et al.*, *Dehydroepiandrosterone Monotherapy in Midlife-Onset Major and Minor Depression*, in "Archives General Psychiatry", 2005, 62: 154-62.

36 Serefko A. *et al.*, *Magnesium and depression*, in "Magnes Research", Mar. 2016, 1, 29 (3): 112-19.

37 Syed E.U. *et al.*, *Vitamin B12 supplementation in treating major depressive disorder: a randomized controlled trial*, in "Open Neurology J.", Nov. 2013, 15, 7: 44-8.

38. Venditelli N., Polidori G. *et al.*, *L'intervento cognitivo-comportamentale di gruppo nel Servizio Psichiatrico di Diagnosi e Cura*, Centro Scientifico Editore, Torino 2003.

39. Walsch N.D., *Conversazioni con Dio. Il risveglio della specie*, Pickwick Ed., Milano 2018.

40. You H. *et al.*, *The relationship between statins and depression: a review of the literature*, in "Expert Opinion in Pharmacotherapy", Aug. 2013, 14 (11): 1467-76.

www.ingramcontent.com/pod-product-compliance
Lightning Source LLC
Chambersburg PA
CBHW071544200326
41519CB00021BB/6610